SANATORIUM - ÉCOLE

Cure de Repos

pour

le Tuberculeux

PAR

M. LE Dʳ COSTE DE LAGRAVE

Médecin de Sanatorium

DEUXIÈME IMPRESSION

PARIS

A. MALOINE, ÉDITEUR

27, RUE DE L'ÉCOLE-DE-MÉDECINE, 25-27

1905

CURE DE REPOS

POUR

LE TUBERCULEUX

*La première impression de ce travail a paru
dans la* Revue internationale de la Tuberculose,
Juillet, Août, Septembre, Octobre 1904.
TIRAGE 4.000 EXEMPLAIRES

DÉDIÉ

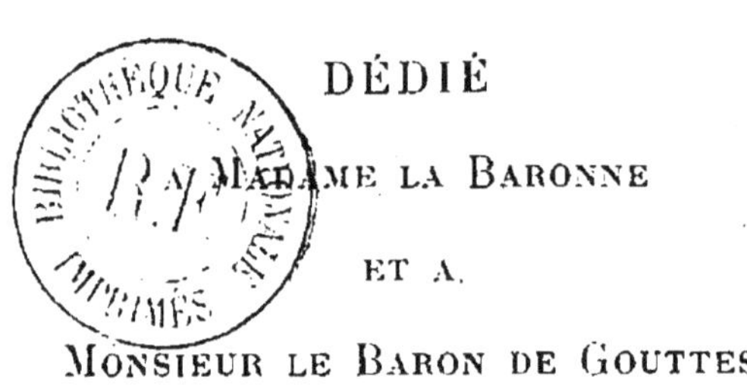

A MADAME LA BARONNE

ET A.

MONSIEUR LE BARON DE GOUTTES

OUVRAGES DU Dr COSTE DE LAGRAVE

Le docteur Coste de Lagrave, persuadé que l'éducation du tuberculeux est le meilleur procédé pour combattre l'épidémie tuberculeuse, a fait paraître, dans ce but, une série de publications dont le titre seul indique le sujet traité.

Les médecins, eux aussi, retireront le plus grand bénéfice de cette lecture.

Guérison de la Tuberculose, 1901. Prix . . . 6 fr.
La journée du Tuberculeux, 1903. Prix. . . 1 fr.
Le Thermomètre en Tuberculose, 1903. Prix . 1 fr.
Exercices de respiration, 1903. Prix . . . . 1 fr.
Sanatorium-Ecole. Premiers préceptes aux Tuberculeux, 1904. Prix . . . . 1 fr.
Le Sanatorium-Ecole, 1904. Prix . . . . . 1 fr.
Pourquoi les tuberculeux meurent-ils ? A la ville, à la campagne, au Sanatorium ? 1904. Prix. 1 fr.
Sanatorium-Ecole. La cure de repos pour le Tuberculeux, 1905. Prix . . . . 2 fr.

POUR PARAITRE PROCHAINEMENT :

La cure d'alimentation pour le Tuberculeux.
La cure d'air pour le Tuberculeux.
La cure par le froid pour le Tuberculeux.
Les médecins de Sanatorium.
Comment prendre l'Huile de foie de morue et le tannin.

Chez A. MALOINE, Éditeur
25-27, rue de l'École-de-Médecine, 25-27
PARIS

SANATORIUM - ÉCOLE

Cure de Repos pour le Tuberculeux

PAR

M. LE Dʀ COSTE DE LAGRAVE

Médecin de Sanatorium

DEUXIÈME IMPRESSION

PARIS

A. MALOINE, ÉDITEUR

25-27, RUE DE L'ÉCOLE-DE-MÉDECINE, 25-27

1905

CURE DE REPOS

POUR

LE TUBERCULEUX

CHAPITRE PREMIER

DÉFINITIONS

LA CURE DE REPOS

La cure. — La cure veut dire la façon de soigner, la manière de soigner, l'ensemble des soins nécessaires.

La cure de repos. — La cure de repos veut dire la façon de soigner (un malade) par le repos, la manière de soigner par le repos, l'ensemble des soins conseillés pour guérir un malade par le repos. L'ensemble des obligations nécessaires pour que le malade puisse guérir au moyen du repos.

La cure de repos pour le tuberculeux.—C'est

la cure de repos appliquée au tuberculeux.

En effet, plusieurs maladies peuvent être soignées par le repos. Exemples: la neurasthénie, la dyspepsie, l'albuminurie, etc. Chaque maladie comporte des applications de détail qui lui sont particulières.

La cure de repos pour le tuberculeux veut dire la façon de soigner le tuberculeux par le repos, l'ensemble des soins conseillés pour guérir le tuberculeux par le repos. L'ensemble des obligations nécessaires pour que le tuberculeux puisse guérir au moyen du repos.

LE REPOS

Le repos est l'état de l'organisme inactif.

Le repos est l'état de l'organisme privé d'activité.

Le repos est l'état de l'organisme dont l'activité est réduite au minimun.

Le repos est l'état de l'organisme dont l'activité musculaire ou intellectuelle n'est pas sollicitée.

Le repos est l'état de la machine humaine qui n'est pas actionnée, qui n'est pas mise en action, qui n'est pas mise en marche.

Le repos a en vue l'activité musculaire et l'activité nerveuse.

L'activité musculaire représente les mouvements volontaires, marche, travail des bras et des mains, exercices corporels, etc.

L'activité nerveuse représente l'activité des centres nerveux, cerveau et moelle.

Travail de l'intelligence, de la mémoire, du raisonnement (mathématiciens), de l'attention ; le travail sensoriel ou sensuel, de la vue (marins), de l'ouïe, du toucher, des sens, etc. Le travail nerveux comprend également les réflexes qui ne sont pas sous la dépendance de la volonté.

Le repos, en effet, peut exister avec les mouvements musculaires inconscients, ceux du cœur, des artères, de l'intestin.

Le repos peut exister avec les réactions nerveuses inconscientes. Toutes ces activités nerveuses inconscientes sont nécessaires à l'entretien de la vie humaine.

AVANTAGES DU REPOS

La nature nous impose le repos à certains moments où il est indispensable.

Le repos fait partie de notre existence. Il est

inhérent à nous-mêmes ; sans repos, nous ne pouvons vivre.

L'homme sain est obligé de se reposer ; c'est le sommeil et la position couchée qui lui donnent ce repos. Repos musculaire, repos nerveux.

L'animal se repose et se couche souvent dans la journée.

Le sommeil est le réparateur des forces de l'homme. L'homme ne peut vivre sans sommeil. L'homme privé de sommeil meurt. Un supplice chinois, le supplice du sommeil, consiste à empêcher, au moyen d'un gong, le patient de dormir, jusqu'à ce qu'il meure.

Par contre, quels bienfaits le sommeil n'apporte-t-il pas à l'humanité? L'oubli des misères, l'armistice des luttes, les forces renaissant et redevenues plus puissantes.

Le repos, l'une des fonctions naturelles de l'individu, a été régularisé, utilisé, réglementé avec méthode, et cet ensemble donne *la Cure de repos*.

La nature impose la cure de repos, dans certaines conditions où l'organisme en a besoin.

Quand l'organisme lutte contre un ennemi

et que la fatigue, occasionnée par une lutte puissante et forcée, se fait sentir, le repos est imposé à l'organisme.

Exemple : L'homme atteint de fièvre typhoïde, de pneumonie, de fièvre palustre, etc., est abattu, vaincu par la lutte qu'il soutient contre les microbes pathogènes ; l'homme reste alors étendu sans mouvement, allongé, ne pouvant marcher, et pendant plusieurs jours de suite.

Le repos s'est imposé, et l'organisme s'y est soumis.

Sachons profiter de l'enseignement donné par la nature.

Une sage observation de ce qu'ordonne la nature nous donne la marche à suivre pour utiliser le repos, le réglementer, l'appliquer avec méthode.

Mais, tandis que la nature ne donne le repos que parcimonieusement, dans la mesure la plus restreinte possible, la raison observatrice donne le repos avec générosité et dans la mesure la plus large.

L'animal malade se repose, forcé par la maladie. Dès qu'il peut faire quelques mouvements, il marche.

Tandis que l'homme malade, soigné méthodiquement, prend le repos dans son lit, longuement, constamment, avec surabondance.

Quelle est la différence existant dans l'organisme entre le repos et l'activité ?

Pendant l'activité, les éléments neufs du corps sont utilisés et transformés en éléments de déchet.

L'activité a lieu au moyen de ces éléments neufs apportés par la nutrition, et disséminés dans toutes les cellules de l'organisme, dans toutes les humeurs du corps humain, le sang' la lymphe, dans tous les organes, les centres nerveux, les muscles, dans les glandes, le foie, les glandes de la digestion.

De même, par comparaison, dans une ville, le pain, le vin, la viande, etc., sont distribués à toutes les maisons et à tous les habitants.

Quand l'activité d'un organe a utilisé tous les éléments neufs et les a transformés en déchets, quand il n'y a plus d'éléments neufs, l'activité n'est plus possible.

Quand le muscle s'est contracté assez souvent pour utiliser tous les éléments neufs qu'il possédait, et pour les transformer en déchets,

quand il n'a plus d'éléments neufs, il ne peut
plus se contracter.

Quand l'activité cérébrale a utilisé tous les
éléments neufs des centres nerveux et des cellules nerveuses, et les a transformés en déchets,
quand il n'y a plus d'éléments neufs, l'activité
cérébrale n'est plus possible, l'intelligence
n'est plus vive, la mémoire ne peut s'exercer.

Voilà le résultat de l'activité.

Le repos. — Quand la mise en action des
organes a épuisé les éléments neufs, quand
l'activité n'est plus possible, le repos favorise
l'apport d'éléments neufs, d'origine récente.

Le repos favorise encore l'élimination des
déchets dus au travail.

Le muscle qui a travaillé est chargé des
déchets et n'a plus d'éléments neufs.

Pendant le repos, les déchets sont pris par
les humeurs, les sérums, transportés dans des
endroits spéciaux, dans des cellules spéciales,
ou par des liquides spéciaux ; ils sont éliminés
au moyen de ces cellules et de ces liquides,
qui tombent, qui quittent l'organisme, qui
abandonnent l'organisme avec leur charge-
ment de matières inutiles.

Quand le cerveau a travaillé, quand il a usé tous les éléments neufs qu'il possédait, quand il les a transformés en déchets, il ne peut plus fournir de nouveau travail, il reste au repos.

Grâce au repos, l'organisme prend ces déchets et les transporte par les humeurs, sérums, sang, lymphe, dans des endroits spéciaux, où d'autres cellules les prennent et les débarquent, c'est-à-dire les expulsent de l'organisme en tombant à l'extérieur.

Le repos a besoin d'un certain temps pour que l'organisme puisse reprendre des éléments neufs.

En effet, le corps humain, l'organisme peut utiliser, user et perdre les |éléments neufs assez rapidement, et plus vite qu'il ne peut les remplacer par d'autres. C'est le repos qui lui permet de confectionner ces éléments neufs, en quantité suffisante pour recommencer le travail.

Comment ces éléments neufs se forment-ils ?

Par la nutrition, par les aliments, par la digestion.

Les aliments sont introduits dans l'estomac mastiqués, triturés par les dents et enrobés de salive qui commence le travail de la digestion.

Dans l'estomac les aliments trouvent le suc gastrique qui vient à leur contact pour les transformer. Cette transformation est la digestion.

Les aliments digérés dans l'estomac, sont déversés, au moyen des mouvements musculaires, de l'estomac dans l'intestin, où ils rencontrent la bile, secrétée par le foie ; la bile émulsionne et digère les graisses, huiles et corps gras. Puis vient le pancréas dont la sécrétion digère les farineux et le sucre. Ces sécrétions, bile et pancréas, se déversent dans l'intestin situé immédiatement après l'estomac et appelé duodénum à cause de sa longueur, douze travers de doigt.

Les aliments digérés continuent à cheminer dans l'intestin appelé intestin grêle. Ils cheminent au moyen des mouvements musculaires de l'intestin, appelés mouvements péristaltiques.

La digestion continue pendant ce temps et les aliments sont transformés en produits assimilables par le corps humain. Cette transformation a lieu au moyen de plusieurs échanges chimiques et grâce à l'action de ferments, pepsine, diastase, qui sont des principes vivants.

L'aliment digéré, transformé, rendu assimilable, s'appelle chyme dans l'intestin. Les produits assimilables sont absorbés par la surface intestinale recouverte à cet effet de villosités, qui rendent la surface intestinale beaucoup plus grande.

Les produits absorbés par la surface intestinale vont en partie dans les vaisseaux chylifères, sous forme de gouttelettes très petites formant le chyle. Ces petits canaux, les vaisseaux chylifères, se réunissent pour former des vaisseaux de plus en plus gros et portent le chyle dans le torrent circulatoire.

Les vaisseaux chylifères absorbent plus particulièrement les corps gras. Ces corps gras sont réduits dans l'intestin, par la digestion, en gouttelettes très petites. Ces gouttelettes, absorbées par les cellules de la surface intestinale, sont déversées dans le chylifère, qui les conduit par des vaisseaux de plus en plus gros dans les vaisseaux lymphatiques, qui eux-mêmes se déversent dans le sang veineux. Les chylifères sont les lymphatiques de l'intestin.

Les aliments albuminoïdes, digérés et peptonisés, rendus assimilables, sont absorbés par la surface intestinale et vont dans les capillaires veineux, dans les petites veines qui en se réunissant aboutissent à la veine porte ; les aliments hydrocarbonés, amidon, farineux, sucres, alcool, rendus assimilables par la digestion, suivent la même voie.

Ils sont absorbés par la surface intestinale, par les cellules de la surface intestinale et déversés dans les vaisseaux capillaires veineux ; de là ils sont transportés par les ramifications qui aboutissent à la veine porte.

Tous ces aliments, ou plutôt les produits assimilés provenant des aliments albuminoïdes, féculents, sucre, alcool, sont transportés par la veine porte jusqu'au foie.

Le foie est l'alambic où tous ces produits assimilés s'associent aux éléments déjà existants de l'organisme, aux globules du sang, pour les régénérer.

Le sang utilise ces produits neufs pour former les globules sanguins ; le sérum sanguin, pour transporter ces produits neufs dans toutes les parties du corps et régénérer tous les tissus.

Pour les muscles, le sang apporte les éléments neufs qui vont permettre un nouveau travail.

Pour les centres nerveux, le sang apporte des éléments neufs qui vont permettre une nouvelle activité et de nouvelles productions.

Voilà pour l'homme sain.

Pour l'homme malade, il y a un travail en plus, la lutte contre les germes pathogènes, contre les microbes, animaux infiniment petits qui nous dévorent, nous envahissent et nous font mourir.

Cette lutte se fait au moyen des éléments neufs, au moyen des sérums, des humeurs, des cellules du sang et plus spécialement au moyen des cellules blanches, de la catégorie appelée cellules phagocytes.

Les cellules phagocytes sont les soldats que l'organisme envoie à la guerre contre les bacilles.

Les cellules phagocytes prennent le bacille, l'enfouissent dans leur intérieur, et, une fois pris, elles emportent ce bacille à l'extérieur ; elles débarrassent l'organisme de cet ennemi en se sacrifiant, en entraînant dans la mort le bacille et elles-mêmes.

Quelquefois, l'organisme lutte contre le bacille d'une autre façon, mais toujours au moyen d'éléments neufs.

L'organisme, au moyen du sérum et de cellules, apporte des sels calcaires, de la chaux, pour murer le ou les bacilles. L'organisme construit une prison en pierre qui enveloppe le bacille et le rend inactif. L'organisme maintient souvent cette prison par une enveloppe fibreuse solide; de la sorte on peut voir d'anciens malades guéris de tuberculose, présentant à l'autopsie des concrétions calcaires au sommet des poumons.

D'autres malades rendent, parfois, de petites concrétions calcaires dans leurs crachats, une perle, dit-on, signe d'une guérison locale antérieure à leur rechute.

LA FATIGUE. LE SURMENAGE

Quand la fatigue est suivie de repos, tout est bien dans l'organisme, les éléments disparus sont remplacés. La vie est normale en ce qui concerne l'échange moléculaire de nos tissus. Les organes sont prêts pour un nouveau travail. Les cellules sont prêtes pour un nouveau fonctionnement. Le repos a remis tout en ordre, et de cette succession du repos et du travail naît le développement des fonctions. Le muscle devient plus puissant, le cerveau devient plus actif, la santé est plus robuste et plus résistante.

Mais quand la fatigue n'est pas suivie d'un repos suffisant, le surmenage a lieu. L'organe fatigué n'a pas le temps de réparer ses pertes, de refaire ses parties constituantes, de réparer ses rouages. Il faut qu'il accomplisse un nouveau travail; travail avec des éléments nutritifs incomplets, avec des parties constituantes ayant des lacunes, avec des rouages disloqués.

Quand ce surmenage se répète tous les jours, il crée au bout d'un certain temps un état définitif, anormal, qui est une déviation de l'état sain.

L'organe qui travaille et qui se surmène emprunte au reste du corps les éléments nutritifs qui lui sont nécessaires. C'est une transformation dont l'organisme est capable, et ce travail s'opère au détriment de la santé et de l'harmonie des organes.

Cette harmonie de toutes les parties constituantes de l'organisme ne doit pas être rompue.

La Beauté, que nous reconnaissons parce que nous en avons le sentiment inné, la beauté de l'homme, la beauté de la femme, la beauté de l'enfant, cette beauté est intacte s'il n'y a pas surmenage.

Cette beauté existe, se maintient, se conserve si le surmenage ne vient pas troubler la bonne harmonie de toutes les fonctions et de tous les organes.

Mais si le surmenage survient, la beauté disparaît.

Si le surmenage est constant, persévérant, se reproduisant tous les jours, la beauté disparaît pour toujours.

On peut dire : tout homme est beau, toute femme est belle, tout enfant est beau. Si cela n'est pas, c'est que le surmenage a détruit la beauté.

Combien d'hommes portent sur leur visage les traces des privations, des fatigues, des labeurs, traces qu'une alimentation défectueuse a laissé s'implanter définitivement !

Combien de femmes présentent les traces des peines, des chagrins, des fatigues, de l'épuisement que la maladie ou les privations leur ont imposés, toujours favorisés par une alimentation défectueuse et insuffisante !

Combien d'enfants portent, empreintes sur la figure, les traces de la souffrance!

Cependant, les enfants sont beaux en général. Dans les villages les plus malheureux, dans les peuplades les plus misérables, on trouve les enfants beaux, tandis que les adultes ont perdu cette beauté naturelle. C'est que les enfants, vivant au grand air, ayant des besoins restreints, mangent assez, mangent grâce à l'amour maternel qui se prive pour son enfant; l'enfant ne faisant rien, ne travaillant pas, se reposant tant qu'il veut, ne faisant que des exercices naturels, jouant, mangeant, dormant à volonté, n'ayant pas de passions, l'enfant n'est pas encore atteint par la fatigue et le surmenage.

Mais, dès que la maladie survient, dès que, adolescent, il doit travailler, subvenir à ses besoins, à sa nourriture, qu'il mange peu, qu'il se fatigue, qu'il se surmène, la beauté disparaît et l'individu garde toute sa vie les traces du surmenage qu'il y subit tous les jours.

LA LUTTE

Nous avons vu rapidement comment se fait la lutte contre les germes pathogènes.

Nous allons examiner l'influence du repos sur cette lutte.

Nous allons suivre de nouveau cette lutte, et voir quelle est la part du repos dans cette lutte.

Cette part est nécessaire, fatale, inéluctable.

Sans le repos, pas de lutte possible.

La lutte de l'organisme contre les germes pathogènes se fait au moyen des cellules phagocytes.

Les cellules phagocytes sont les soldats que l'organisme produit pour faire la guerre aux microbes.

Ces cellules phagocytes prennent leur origine dans les cellules blanches du sang.

Elles sont transportées par le courant sanguin dans les régions du corps où elles sont utiles pour lutter contre les microbes. Elles prennent le microbe, l'avalent, l'enserrent dans leur intérieur, et si elles ne peuvent pas le tuer, elles quittent l'organisme en emmenant le microbe avec elles. Elles débarrassent ainsi l'organisme des germes de maladie.

Pour le bacille de la tuberculose, les cellules phagocytes s'arrêtent aux points où se trouvent les lésions pulmonaires. Elles emprisonnent, chacune, un ou plusieurs bacilles, et tombent à l'extérieur, expulsées avec l'expectoration ou la suppuration.

Quand les cellules phagocytes peuvent éliminer tous les bacilles, la guérison arrive.

Mais il faut un nombre considérable de cellules phagocytes, et les bacilles se reproduisent quelquefois plus rapidement que les soldats ne sont levés, que les cellules phagocytes ne sont produites.

Dans des conditions favorables, un bacille produit un autre bacille dans une heure et demie. Là où n'existait qu'un bacille, au bout d'une heure et demie, il existe deux bacilles.

Ces deux bacilles à leur tour reproduisent deux autres bacilles dans l'heure et demie qui suit. Ce qui fait quatre bacilles au bout de trois heures, seize bacilles au bout de six heures.

256 bacilles au bout de 12 heures.

3.296 bacilles au bout de 18 heures.

52.736 bacilles au bout de 24 heures. Un bacille en produit 50.000 en 24 heures. quand les conditions sont favorables, quand aucun obstacle ne lui est opposé.

Les bacilles produits par l'expectoration d'un tuberculeux s'élèvent dans une journée à plusieurs milliards pour beaucoup de tuberculeux.

L'organisme a besoin de toutes ses forces pour lutter contre un ennemi aussi nombreux, aussi vivace, aussi dévorant.

Toutes les ressources de l'organisme doivent être réservées pour la fabrication des soldats, des cellules phagocytes.

Et c'est le repos qui favorisera et facilitera cette production abondante de soldats.

En effet, si un travail musculaire est demandé, ce travail musculaire a lieu au moyen d'éléments neufs. Ce travail musculaire nécessite une dépense d'éléments neufs qui pourraient être mieux employés, qui pourraient servir à la confection des cellules phagocytes.

Les éléments neufs, dépensés par le travail musculaire, n'existent plus pour former les soldats, les cellules phagocytes. Et si le travail musculaire absorbe tous les éléments neufs de l'organisme, il n'en restera plus pour la formation des soldats, des cellules phagocytes.

Les bacilles ne seront plus arrêtés par rien. Aussi le travail fatigant est-il préjudiciable au tuberculeux. Il accapare toutes les ressources de l'organisme, ressources qu'il vaut mieux utiliser pour lutter contre le bacille.

De même, le travail cérébral est une cause d'emploi et de dérivation des éléments neufs.

Le cerveau utilise les éléments neufs pour travailler, pour produire, et ces éléments neufs sont supprimés pour la lutte contre le bacille.

Si le travail cérébral ou cérébro-spinal est trop grand et prend toutes les ressources disponibles, il ne reste rien pour faire des soldats, des cellules phagocytes, et le bacille ne trouve plus d'obstacle qui entraîne sa marche.

Comment se font les cellules phagocytes ?

Elles se font au moyen de l'alimentation.

Ces cellules phagocytes sont constituées par des éléments albuminoïdes, éléments ressemblant à l'albumine ; par des sels variés, carbonates et phosphates de chaux, de soude, de potasse, de magnésie, de fer, des chlorures, etc.

A mesure que les cellules phagocytes sont sacrifiées et tombent en emportant les bacilles, elles sont remplacées par de nouvelles cellules, et c'est l'alimentation qui apporte les éléments nécessaires à leur confection.

L'alimentation apporte les éléments albuminoïdes ou éléments azotés, les aliments hydrocarbonés, les sels, carbonates et phosphates de chaux, de soude, de potasse, de magnésie, de fer, les chlorures, etc. La digestion les transforme et les rend assimilables.

Absorbés, ils vont dans le sang et dans les tissus former de nouvelles cellules blanches, de nouvelles cellules phagocytes, de nouveaux soldats.

Il ne faut pas confondre le travail qui fatigue et l'exercice qui est salutaire.

Le travail est défendu au tuberculeux.

Le surmenage est défendu au tuberculeux.

Mais le tuberculeux doit prendre l'exercice nécessaire à son état de santé, car cet exercice pris à petite dose facilite la nutrition, facilite la formation plus grande des soldats et des cellules phagocytes. Tandis que la suppression de tout exercice entraînerait l'atrophie des muscles et la paresse de la nutrition.

CHAPITRE II

PRÉCEPTES GÉNÉRAUX

Les lois générales de la cure de repos sont :

Le tuberculeux doit prendre le plus de repos possible.

Le repos doit se prendre dans la position allongée.

Le repos au lit est le meilleur.

Le repos sur la chaise longue, dans la journée, peut remplacer le repos au lit quand le tuberculeux va bien et n'a pas de température élevée.

Le tuberculeux doit rester allongé la plus grande partie du temps.

Le tuberculeux doit rester au repos vingt à vingt-deux heures, sur les vingt-quatre heures de la journée.

La position assise, quoique n'étant pas satisfaisante pour la cure de repos, est cependant une position où le tuberculeux ne travaille pas, ne se fatigue pas. Aussi, le temps passé à table, étant assis, est compris dans les vingt à vingt-deux heures de repos par jour.

Le tuberculeux doit rester une durée de six heures à dix heures par jour allongé sur une chaise longue.

Le tuberculeux doit rester couché au lit une durée de huit à dix heures par jour de vingt-quatre heures.

Les tuberculeux fébriles doivent garder le lit.

Les tuberculeux, fébriles matin et soir, doivent garder le lit jour et nuit.

Les tuberculeux non fébriles peuvent se lever le jour et faire la cure de repos sur la chaise longue dans la journée.

Les tuberculeux non fébriles le matin et fébriles le soir peuvent faire la cure de repos à la chaise longue.

Par tuberculeux fébrile, on entend le tuberculeux dont la température buccale ou sublinguale dépasse 37 degrés centigrades.

A 37° il n'y a pas de fièvre.

Au-dessus de 37° il y a fièvre.

Le repos doit être plus ou moins grand suivant l'état du malade.

Pour un malade grave, beaucoup de repos, soit le lit jour et nuit.

Pour un malade léger, peu de repos, soit un minimum de six heures de chaise longue par jour.

Exercice. — L'exercice est la conséquence du repos. C'est en quelque sorte le contre-poids du repos. C'est le complément de la cure de repos, et l'on a les préceptes suivants:

Beaucoup de repos nécessaire entraîne peu d'exercice.

Peu de repos nécessaire entraîne des exercices variés.

Toutefois, il ne faut jamais que les exercices soient prolongés. Il ne faut pas que la fatigue se produise. Dès que la fatigue se montre elle est le signe que l'exercice est suffisant et doit être arrêté.

Il ne faut pas, à plus forte raison, de surmenage qui serait dû aux exercices continués malgré la fatigue, malgré les avertissements de l'organisme traduits par la fatigue.

LE REPOS

Le lit est l'instrument par excellence du repos. Aussi quand on veut parler du *repos* on se sert souvent du mot *le lit*.

Le lit et *le repos* se prennent l'un pour l'autre, ce que l'on dit *du lit*, on veut le dire pour *le repos*.

Suivant en cela le langage courant, nous parlerons du lit, tout en parlant du repos ; tout ce qui va être dit du lit s'appliquera au repos ; c'est-à-dire au repos au lit.

LE LIT (SYNONYME DE REPOS)

Le lit est un grand médecin, dit le proverbe, et le proverbe dit vrai.

Le lit représente l'instrument de la cure de repos.

Le lit représente la partie matérielle et tangible de la cure de repos.

Le lit représente la mise en action efficace de la cure de repos.

Le lit guérit, à lui seul, un grand nombre de maladies.

Le lit est nécessaire, indispensable, dans le traitement de presque toutes les maladies sérieuses.

Cela revient à dire que le repos, à lui seul, guérit un grand nombre de maladies ;

Que le repos est nécessaire, indispensable, dans un grand nombre de maladies.

Toutes les maladies ont pour base du traitement *le repos*.

Toutes les maladies ont comme le meilleur moyen de guérison *le repos*.

Le repos obtient des résultats meilleurs que les médicaments.

Le lit, instrument du repos, obtient des résultats meilleurs que les potions et les pilules.

Le repos, et le lit qui en est l'instrument, c'est l'hygiène, déesse de la santé, qui nous apprend ses bienfaits.

Parler du lit et du repos, c'est traiter une question d'hygiène, et l'une des plus importantes pour l'humanité.

La fièvre typhoïde se soigne au lit. Et le rôle du médecin qui soigne une fièvre typhoïde est de veiller à ce qu'une bonne hygiène soit observée. Il doit surtout surveiller le repos.

Toutes les fièvres, dues à des microbes pathogènes divers, se soignent au lit. Fièvre jaune, peste, choléra, fièvre pneumonique, scarlatine, variole, rougeole, etc.

Toutes les maladies locales se soignent au lit, par le repos : néphrites, hépatites, entorses, fractures, etc.

Les maladies du cœur et de la circulation se soignent par le repos.

Les maladies de la digestion se soignent par le repos.

Les maladies de nerfs, la neurasthénie, la mélancolie, l'encéphalite, l'hystérie, se soignent par le repos et par le lit.

Et l'homme sain, robuste, bien constitué, après le travail de la journée, va retrouver une nouvelle force, une nouvelle ardeur dans le repos, dans le lit.

La tuberculose ne fait pas exception. Le repos lui est indispensable. Le repos fait partie de son traitement, de son hygiène, et le lit, instrument du repos, est un meuble qui vaut mieux que tous les médicaments réunis.

Nous passons le tiers de notre vie au lit et au repos.

Etudier cette hygiène, le repos, le lit, est une tâche pour laquelle il faut une intelligence supérieure, et, quoique nous sentions toute l'insuffisance de nos faibles moyens, nous allons aborder le sujet.

Le lit préside au repos dans ses deux grandes et principales formes :

1° Le sommeil ;

2° Le repos à l'état de veille.

Le lit préside au repos de toutes les fonctions, de tous les organes.

Au lit, toutes les parties de notre individu participent des bienfaits du repos.

Il n'en est pas de même ailleurs, sur une chaise ou un fauteuil par exemple.

Au lit, toutes nos glandes, tous nos muscles, toutes nos fonctions bénéficient du repos.

Toutes les cellules de notre corps sont influencées heureusement par le lit et par le repos qu'il procure.

Au lit, le repos est parfait, complet, sans défauts, sans imperfections, sans lacunes. Il est au maximum.

Au lit, le repos a lieu sur le système musculaire, sur le système nerveux, en tant que pensée, sur le système sensoriel, sur le système circulatoire.

Nous allons étudier successivement les deux principales formes de repos auquel le lit sert d'instrument indispensable : Le sommeil et le repos à l'état de veille.

I°. — LE SOMMEIL

Des volumes ont été écrits sur le sommeil. Nous ne pouvons donner, ici, qu'un aperçu succinct et synthétique de la question.

Le sommeil est cet état de notre individu où tous les organes et toutes les fonctions sont dans une inaction particulière, éminemment propre à la reconstitution de toutes les parties de l'organisme, cellules, glandes, muscles, nerfs, etc.

Le sommeil est le repos et l'inaction de l'individu au maximum.

La succession des jours et des nuits, la succession de la lumière et de l'obscurité a créé chez les êtres vivants *le sommeil*, que l'hérédité, accumulée depuis de longs siècles chez l'homme, a rendu partie intégrante de notre individu et de notre existence.

Le sommeil présente diverses modalités, diverses manières d'être, divers états.

Nous ne dormons pas tous de la même façon.

Les uns ont un sommeil lourd, profond. Ils ne se réveillent que difficilement, ils ne rêvent pas, ils ronflent et ne changent pas de position. Au matin, le réveil les trouve dans la même situation que la veille quand ils se sont endormis.

D'autres, au contraire, ont le sommeil léger, superficiel. Un rien les réveille, ils entendent, en quelque sorte, quoiqu'ils dorment. Ils rêvent, ils parlent, quelquefois ils se promènent. Ils sont capables d'une certaine activité. Ils se réveillent à l'heure voulue. Ils pensent et ils résolvent les problèmes de l'existence tout en dormant.

Ces manifestations sont visibles et perceptibles facilement quand la personne, dormant, parle ou fait des mouvements.

Il est d'autres manifestations qui, pour ne pas être perçues aussi facilement, n'en existent pas moins pendant le sommeil. Ce sont les manifestations de la pensée.

Cette pensée a lieu le plus souvent dans un demi-sommeil, dans une somnolence, qui avoisine le sommeil et qui est une dépendance du sommeil. Cette somnolence, pendant laquelle la pensée est en action, est une variété de sommeil.

Et de même que, pendant le sommeil, l'individu peut parler, rêver, marcher, de même il peut penser.

Il faut connaître ces différentes sortes de sommeil avec ces différentes activités possibles. Car pour réglementer le sommeil, pour lui donner le maximum d'effet possible, en même temps que le maximum de repos, il faut savoir où se trouve la difficulté à surmonter, et comment la surmonter.

Si l'on veut faire une classification, on pourra aller du sommeil le plus profond jusqu'au sommeil le plus léger et l'on aura toutes les gradations intermédiaires.

Pour simplifier cette étude, nous classerons le sommeil en deux catégories.

1° Le sommeil à deux.

2° Le sommeil isolé.

1° Le sommeil à deux.

Le sommeil à deux ou à plusieurs est le sommeil actif, ou le sommeil subjectif, c'est-à-dire le sommeil pendant lequel le dormeur est attentif et perçoit la présence d'une ou de plusieurs personnes qui sont près de lui.

Beaucoup de personnes dorment à deux. Tels : mari et femme.

Certaines personnes dorment plusieurs dans une même chambre. Le dormeur dort malgré le bruit et les conversations qui ont lieu dans la pièce, les habitants de la chambre ne dormant pas toujours en même temps et les uns restant éveillés, parlant et jouant, pendant que les autres dorment. Telles sont les familles composées du père, de la mère et de cinq ou six enfants habitant une seule pièce.

Ce sommeil à deux ou à plusieurs est particulier. Dans ce sommeil, il y a très souvent communication entre les deux dormeurs ou entre celui qui dort et celui qui est éveillé.

Cette communication naturelle a lieu beaucoup plus souvent qu'on ne croit. Elle est l'origine d'activité inconsciente, par conséquent l'opposée du repos en ce qui concerne certaines fonctions.

Tout le monde sait que le sommeil provoqué, le sommeil hypnotique, n'est pas toujours un repos. Il n'est pas repos quand l'activité cérébrale est sollicitée, quand des suggestions sont données, quand des efforts musculaires puissants sont sollicités. Ce sommeil et le travail occasionné pendant ce sommeil sont accompagnés de fatigue plus ou moins grande et de manifestations diverses provoquées par cette fatigue.

Le sommeil provoqué donne lieu quelquefois à certains troubles nerveux, absolument semblables aux accidents de neurasthénie qui sont dus à la fatigue exagérée ou au surmenage du système nerveux.

Aussi certains praticiens, prudents et expérimentés, donnent des suggestions peu nombreuses et prolongent le sommeil provoqué pendant une durée assez longue, de façon que la suggestion ait le temps de prendre possession du sujet, sans pour cela le fatiguer.

Nous ne voulons pas traiter ici du sommeil provoqué et nous n'en dirons pas davantage.

Mais nous voulons cependant traiter du sommeil naturel, non provoqué, et avec communication ou perception des bruits et des paroles venant de l'extérieur.

Nous voulons en parler pour démontrer que ce sommeil n'est pas le sommeil complet, parfait, satisfaisant.

Nous voulons faire remarquer que le sommeil à deux, comme il a lieu par exemple entre mari et femme, est un sommeil avec des communications nombreuses de l'un à l'autre, et que ce sommeil n'est pas à rechercher pour la cure de repos.

Ces communications ont lieu différemment. Elles ne se ressemblent pas toutes. Elles ont lieu, par exemple, dans une somnolence qui précède le sommeil, somnolence demi-consciente, mais qui constitue un état bien défini, avec ses conséquences, ses fatigues, ses accidents, ses résultats neurasthéniques; neurasthénique voulant dire relevant du surmenage nerveux.

Ces communications de la pensée entre mari et femme peuvent avoir lieu dans une période de sommeil plus profond que la somnolence, mais cependant pas assez profond pour que la perception soit supprimée. Au milieu de la nuit, l'un se réveille, parle, ne sait pas si l'autre est endormi. Il parle et l'autre personne endormie répond. Est-elle endormie ou éveillée? On croit qu'elle est éveillée puisqu'elle parle. Le plus souvent elle est dans un état de somnolence qui est plus voisin du sommeil que de l'état de veille. Très souvent, la personne répond, parle et reste endormie.

Donc, pour que le sommeil parfait ait lieu, le sommeil qui donne le repos réparateur, il faut dormir seul, dans une chambre à part.

Ce qui est vrai pour le sommeil à deux est vrai pour le sommeil à plusieurs: pour le dormeur qui dort dans une pièce où plusieurs personnes parlent, causent, rient, jouent, font du bruit, de la musique, etc.

Il y a communication inconsciente entre le dormeur qui dort sur une chaise, au café et les consommateurs qui font du bruit.

Il y a communication inconsciente entre le dormeur et l'orateur, le prédicateur.

Il y a communication de même nature pour le dormeur qui assiste à un concert, tout en dormant.

Cette communication est plus ou moins puissante, active, forte ou faible, mais elle existe, et, quand le bruit a cessé, quand l'orateur a fini de parler, quand le morceau de musique est fini, le dormeur se réveille parfois tout seul.

Donc, pour que le sommeil soit complet, parfait, satisfaisant, il ne faut pas de communications avec les personnes éveillées.

On dort quelquefois à côté d'un bruit monotone : chute d'eau, tic-tac de moulin, pendule, bruit d'usine, de machine à vapeur, roulement continuel de voitures sur le sol. Ces bruits sont monotones et réguliers. Ils ne s'adressent pas à la pensée du dormeur, ils ne fatiguent pas.

Il n'en est pas de même des bruits faits par les conversations animées. Certaines conversations sont perçues et impriment au sommeil un caractère particulier de sensibilité conservée et active.

Le tuberculeux doit apprendre à dormir, et, pour savoir dormir, il faut qu'il connaisse les imperfections du sommeil et les dangers d'un sommeil défectueux.

2° **Sommeil isolé.**

Le sommeil est isolé ; le dormeur dort seul, dans sa chambre.

Le sommeil est encore sujet à des variétés nombreuses.

1° Le sommeil est profond, lourd, sans mouvements, sans rêves, sans interruption pendant la nuit.

2° Le sommeil est léger, avec rêves, avec mouvements nombreux, avec changements d'attitude et avec divers accidents, cauchemars, peur, oppression.

3° Le sommeil est une somnolence pendant laquelle le dormeur a conscience de ce qu'il pense ; il se croit souvent éveillé, il se souvient de ses pensées de la nuit, il envisage pendant cette somnolence les différents problèmes que l'existence lui propose.

Ces trois genres de sommeil sont une gradation qui donne une idée suffisante des différentes formes de sommeil ; car en poussant l'analyse plus loin, on pourrait créer des subdivisions nombreuses.

Ajoutons quelques remarques sur chacune de ces formes de sommeil.

1° *Sommeil profond*. — C'est un sommeil que nous pouvons appeler sommeil passif, par opposition au sommeil actif.

Le sommeil profond est le sommeil idéal, celui que le tuberculeux doit obtenir, celui qu'il peut arriver à se procurer au bout de peu de temps. Le tuberculeux doit faire son éducation du sommeil et arriver à se reposer même en dormant. Cela paraît se contredire, ne pas se reposer en dormant; mais beaucoup de gens, qui dorment mal, ne se reposent pas en dormant et sont plus fatigués le matin au réveil que le soir en se couchant. C'est le sommeil des nerveux, c'est le sommeil des gens qui dorment mal et qui ne savent pas dormir. C'est le sommeil de beaucoup de tuberculeux, mais ce n'est pas le sommeil qui repose.

Le sommeil qui repose est le sommeil profond, ininterrompu, sans rêves, sans cauchemars, sans mouvements.

2° *Sommeil léger*. — Le sommeil léger, avec rêves, avec réveils nombreux. C'est un sommeil qui est l'attribut des gens nerveux, névrosés, des personnes qui ont des soucis, des difficultés, des préoccupations. C'est le sommeil des personnes qui travaillent, même en dormant.

C'est un sommeil qui présente certains avantages pour le développement intellectuel et sensitif de l'individu. Mais ce sommeil présente des inconvénients : il ne repose pas, il ne donne pas un repos complet, parfait, durable. Si l'homme sain, lancé dans le courant des affaires, peut s'en accommoder, le tuberculeux ne peut pas s'en accommoder, il ne doit pas dormir de ce sommeil actif, épuisant et préjudiciable à sa maladie.

3° *Le sommeil est une somnolence.* — Cette somnolence dure presque toute la nuit, tandis que la perte de connaissance due au sommeil vrai dure deux ou trois heures seulement.

Il nous est arrivé à tous de passer une nuit blanche ; c'est ainsi que l'on désigne parfois ce sommeil. Il nous est arrivé à tous de passer une nuit d'insomnie pendant laquelle, quoique fermant les yeux, quoique appelant le sommeil, nous pensions, nous raisonnions, nous méditions sur l'événement qui nous préoccupait.

Quelquefois, c'est pour avoir pris du café ou du thé le soir, alors qu'on y est pas habitué, que cette nuit blanche s'empare de nous.

D'autres fois, c'est parce qu'une névralgie dentaire nous empêche de dormir.

Le plus souvent, cette somnolence, cette insomnie est due aux préoccupations de l'existence.

L'homme lancé dans les affaires, dans la politique, dans le torrent de la société, est aux prises avec des difficultés nombreuses et variées. L'argent à gagner, la jalousie qui naît, les compétitions, l'ambition, la crainte d'être lésé dans ses intérêts, les pertes d'argent ; la perte d'êtres chers, le souci de leur santé, l'amour, la haine, les inimitiés ; tout cela sont des causes d'insomnie et il en est d'autres encore.

L'homme pris par la pensée, par l'idée fixe, par la difficulté insurmontable, cet homme ne dort pas ; il passe toute la nuit somnolent, appelant le sommeil qui donne l'oubli, le repos, le calme, la tranquillité. Le sommeil ne vient pas. La cause excitante, la cause actionnante du cerveau le tient en éveil ; et, si la nature, qui ne peut se passer de sommeil, reprend ses droits, ce n'est que dans une limite bien restreinte et pour une durée très courte. Le sommeil est alors au minimum possible.

Si l'homme sain, robuste, peut supporter

ce supplice de ne pas dormir, de passer les
nuits dans cette somnolence subconsciente et
active, le tuberculeux ne peut pas supporter
ce surmenage. Le tuberculeux ne peut pas
supporter de travailler ainsi en dormant. Il use
ses cellules nerveuses et emploie à ce travail nerveux les éléments nutritifs qu'il devrait
utiliser pour cicatriser sa lésion et pour lutter contre les bacilles.

ÉDUCATION DU SOMMEIL

Comment faire pour apprendre à dormir?

Quelles sont les règles à suivre pour faire
l'éducation du sommeil ?

Il faut savoir que la volonté a toujours une
certaine prise sur le sommeil. C'est-à-dire : la
volonté a une certaine puissance sur le sommeil; la volonté consciente peut réglementer
le sommeil inconscient.

On peut se réveiller à volonté, on peut se réveiller à une heure donnée; si ce résultat n'est
pas obtenu par tout le monde, il est obtenu par
la généralité des personnes qui l'ont recher-
ché. Préoccupé de se lever de bonne heure,
celui qui s'endort a le désir de se réveiller de

bonne heure; il se réveille plusieurs fois la nuit; ce réveil, à plusieurs reprises la nuit, est bien le résultat d'une volonté inconsciente.

Mais l'effet qu'on peut obtenir pour se réveiller la nuit, on peut l'obtenir aussi pour ne pas se réveiller la nuit.

L'entraînement a une certaine importance dans ces exercices. Ce n'est pas du premier coup que l'on arrive à se réveiller plusieurs fois la nuit. Pour tous les exercices, il en est de même; les premiers essais sont maladroits, irréguliers, incertains, puis les essais successifs sont de plus en plus parfaits.

Ce pouvoir que l'individu possède de réglementer son sommeil pour se réveiller, il le possède aussi pour ne pas se réveiller. Il faut qu'il se mette dans des dispositions inverses. Au lieu de penser à se réveiller, avant de s'endormir le tuberculeux pensera à ne pas se réveiller.

Et si, par hasard, il se réveille dans la nuit, le tuberculeux pensera à se rendormir tout de suite. Il ne laissera pas la pensée envahir son cerveau et l'imagination vagabonder. Il chassera toute pensée tenace, il supprimera toute idée fixe, il appellera le sommeil par la pensée.

Cela est difficile quelquefois, surtout quand

on est aux prises avec les difficultés de la vie.
L'individu qui perd cent mille francs ne pourra
pas dormir tranquille. L'individu qui meurt
de faim ne pourra pas dormir insouciant. L'individu abandonné de ses amis, de sa femme,
de ses enfants, de sa famille, ne pourra pas
dormir en paix. Mais ce sont des exceptions. En
tout cas, même si cela arrivait au tuberculeux,
il faut qu'il surmonte cette difficulté en faisant
l'éducation du sommeil. Il faut que le tuberculeux s'entraîne au sommeil et il arrivera à
dormir, même s'il a perdu cent mille francs,
même s'il est abandonné de tous. Les malheureux, errant sur les chemins, se sont habi-
tués au malheur, et ils dorment tranquilles.

Cet entraînement dure quelque temps.

J'estime qu'il faut environ un mois pour
apprendre à dormir, si l'on s'y prend bien.
Quelquefois, l'éducation du sommeil dure plus
longtemps. Mais quand cette éducation du
sommeil a été bien dirigée, le sommeil est
calme, paisible, régulier. On ne se réveille
pas la nuit, ou bien on se réveille pour satisfaire un besoin indispensable ; mais on se
réveille si peu que l'on ne sort pas de la somnolence ou du demi-sommeil, puis on ne pense

à rien autre qu'à se rendormir quand tout est fini. On se couche, de la sorte, dans une position et on se réveille dans la même position, sans avoir bougé ; on dort sans se réveiller et au matin l'on est reposé, frais, dispos, le cerveau libéré de tous soucis et de toutes préoccupations.

Quand l'individu a appris à dormir de la sorte, il peut s'imposer ce sommeil, même si une préoccupation inattendue vient l'assaillir, même si une perte d'argent vient l'ennuyer, même si d'autres malheurs viennent fondre sur lui.

Toutefois, dans ce cas, il est bon d'avoir recours à des adjuvants, les distractions, les bons avis, les encouragements d'un ami, ou encore la lutte contre les éléments et enfin le remède suprême, souverain et merveilleux, *l'isolement*, l'isolement qui donne la paix du cœur, de la pensée et le soulagement à toutes les peines.

II°. — REPOS AU LIT A L'ÉTAT DE VEILLE

Le lit est le meilleur instrument de repos, que l'on dorme ou que l'on soit éveillé ; il remplit les conditions les meilleures pour que l'organisme rétablisse ses forces, récupère ses éléments neufs et soit prêt pour une nouvelle lutte, pour une nouvelle activité.

La position allongée est la meilleure pour que la circulation soit la plus régulière et la plus parfaite possible, sans entraves, sans arrêts, sans obstacles mécaniques ou physiologiques. Les échanges nutritifs qui en résultent sont plus réguliers, plus faciles, plus complets.

Le lit est une couche molle sur laquelle le corps peut se reposer indéfiniment. Il n'en est pas de même du sol dur et rigide. Au bout de quelques heures de position allongée sur un sol dur, le corps est moulu, courbaturé, ce qui tient à la distension des articulations. Les parties proéminentes du corps supportent seules tout le corps. Ces parties proéminentes sont en petit nombre. C'est le bassin et le dos ou les épaules qui supportent la plus grande partie du corps, les talons, les genoux, les coudes; le bord des membres ne supporte qu'une petite proportion du poids total.

Les articulations sont distendues continuellement par la pesée des organes, des muscles, des os, etc., et au bout de quelque temps la limite de résistance est dépassée, les ligaments

qui lient les articulations sont tiraillés, dis-
tendus, surtout les ligaments qui maintiennent
la colonne vertébrale. Cette fatigue réagit sur
l'ensemble de l'organisme. Certains organes
souffrent de cette fatigue. La circulation locale est moins· bonne, la moelle est conges-
tionnée, le repos n'est pas complet ; le repos
sur un sol dur ne peut être accepté plus de
six heures. Au bout de quelques heures l'individu éprouve le besoin impérieux de se lever,
de marcher, de faire des mouvements pour
rétablir l'équilibre de l'organisme et pour dé-
fatiguer les articulations par un changement
complet de position, pour activer la circulation entravée en plusieurs endroits. Ce besoin est inconscient mais n'en existe pas
moins et la courbature, le sentiment de fatigue qui existent quand on· est resté longtemps couché sur un sol dur sont la meilleure
preuve de l'insuffisance de ce mode de repos.

Au lit, au contraire, le repos peut être prolongé. Le lit prend la forme du corps qu'il reçoit. Toutes les parties du corps reposent sur le
lit. Chaque partie du corps repose sur la partie
adjacente du lit et non sur les régions proéminentes de l'organisme. Les reins qui forment un

pont sur le sol rigide sont soutenus au contraire dans le lit qui prend contact avec la cambrure des reins de même qu'avec toutes les sinuosités du corps. La jambe repose à plat dans toute son étendue, le bras également ; le lit forme une petite gouttière peu profonde, un creux qui prend la forme du corps et qui soutient le corps par une surface étendue, par des points de contact nombreux, et non par des points limités.

A l'état éveillé, le repos au lit est le meilleur que l'on puisse obtenir. La circulation est plus facile, plus régulière. Les organes ne sont pas suspendus à leurs ligaments ou à leurs pédicules qui contiennent également les vaisseaux de la circulation. L'estomac et l'intestin reposent à plat, et ne restent pas suspendus par leurs attaches. La digestion en est meilleure par suite d'une circulation mieux assurée.

Le foie repose par la totalité et ne reste pas suspendu par son ligament.

Le cœur repose aussi par son corps et ne reste pas suspendu à ses attaches, l'aorte et les gros vaisseaux.

Le cerveau, la moelle, tous les centres nerveux, reposent par leur totalité et leur irrigation en est mieux assurée, leur circulation est meilleure. La moelle ne tiraille pas sur les racines des nerfs qui prennent en elle leur origine.

Le repos au lit à l'état éveillé agit aussi sur les préoccupations de l'individu. Le malade ne peut aller chercher à l'extérieur les distractions, les impressions, les émotions qui bouleversent sa vie et lui occasionnent un travail cérébral excessif.

En ce qui concerne le travail cérébral, le lit, le repos au lit isole le malade, le supprime de l'existence animée et mouvementée de la ville, met une barrière entre les affaires et lui.

Evidemment, si le malade veut s'occuper quand même de ses affaires, s'il veut diriger malgré tout sa maison de commerce, son usine ou sa banque, le repos intellectuel ne pourra être obtenu. Dans ce cas, l'isolement n'a pas lieu et même l'éloignement à des centaines de lieues ne suffirait pas, car les lettres et les télégrammes viennent solliciter l'activité de l'intéressé, viennent provoquer ses décisions, et lui soumettre tous les problèmes qu'il avait à résoudre sur place.

Mais alors c'est le rôle du traitement et celui de l'entourage qui l'applique, de supprimer toutes ces causes de surmenage intellectuel e

d'assurer d'une façon efficace l'isolement nécessaire au repos cérébral du malade.

Le repos sur un fauteuil ou sur une chaise est
complètement insuffisant, les jambes seules se
reposent étant inactives, et encore la position
déclive des pieds entrave la circulation.

Les organes internes restent suspendus à
leurs attaches et à leurs ligaments comme
dans la station debout. La circulation en est
gênée, la digestion ne se fait pas aussi bien.

Le repos dans un fauteuil ne guérit pas la
tuberculose.

CHAPITRE III

INSTRUMENTS DE LA CURE DE REPOS

EXPOSÉ

La cure de repos se fait :

1° Au lit ;

2° A la chaise longue.

Ce sont les instruments de la cure de repos. Nous les étudierons avec leurs accessoires en deux groupes :

I. Le lit ;

La chambre à coucher ;

Les meubles de la chambre à coucher.

II. La chaise longue ;

La cure en tant que construction, appelée aussi galerie ou véranda.

I. — Le lit.

Le lit est l'instrument de la cure de repos.

Il faut que le lit soit bon.

Il faut que le lit soit bien fait.

Le lit doit répondre à certains désidérata, il doit avoir certaines qualités. Il ne doit pas avoir certains défauts que l'on trouve très souvent dans la confection du lit. Aussi est-il important de passer en revue les différentes parties du lit.

Le lit se compose de la charpente du lit, qui est en fer ou en bois.

Le sommier.

Le matelas.

Le traversin.

Les oreillers.

Les draps.

Les couvertures.

L'édredon.

Comme accessoires du lit sont :

La descente de lit.

La table de nuit.

Le paravent.

Le lit.

Le lit, la charpente du lit est en bois ou en fer. Les deux sont bons.

Le lit en fer a l'inconvénient de refroidir les pieds du malade quand il s'enfonce dans le lit ; petit inconvénient. Le lit en fer est plus aseptique. Il peut se nettoyer plus facilement, il est plus propre. Mais quand il est ancien, quand il a reçu des accrocs, quand il est bosselé, il est moins beau, moins luxueux, moins agréable à voir que le lit en bois. Le lit de fer, agrémenté d'ornements de cuivre, d'anneaux en cuivre, de boules en cuivre, est très beau quand il est neuf. Au bout de quelque temps, il perd de son éclat, de son vernis, les boules ne tiennent plus, elles sont bosselées, le vernis est terne, les barres de fer sont tordues, ne sont plus droites ; le lit paraît minable. Au bout de cinq ou six ans, le lit en fer commence à être usé. Au bout de dix ans, il doit être changé.

Le lit en bois me paraît plus beau, plus agréable, plus avantageux. Et s'il est bien entretenu, il peut être aussi propre que le lit en fer. Il résiste davantage. Un coup laisse une trace réparable. Il est toujours beau quand il est bien frotté. Le lit ancien datant de plus de dix ans est toujours beau ; plus il est vieux, plus le bois a de la valeur.

Le malade ne se refroidit pas en touchant de ses pieds le fond du lit.

Largeur. — Le lit doit être large. Il faut que le malade puisse se coucher en chien de fusil, suivant l'expression consacrée. Il faut que le malade puisse se mettre en travers de son lit. Il faut qu'il puisse se coucher tantôt d'un côté, tantôt de l'autre, de façon à ne pas imprimer la place de son corps toujours au même endroit.

Le lit du tuberculeux doit avoir au moins 1 mètre de large. Il vaut mieux que le lit ait 1 m. 10 ou 1 m. 20 de large. Cette dernière dimension n'a pas besoin d'être dépassée. Cependant il n'y a aucun inconvénient à ce que le lit soit encore plus large.

Longueur. — Le lit du tuberculeux doit être assez long.

Il doit être plus long que celui de l'homme sain et bien portant. En effet, il faut tenir compte de ce que le tuberculeux, passant sa vie au lit, met sous sa tête et sous ses épaules le traversin et plusieurs oreillers qui prennent une partie de la longueur du lit. Le lit doit avoir à l'intérieur au moins 10 centimètres de plus que la longueur du malade. Comme la taille que doit recevoir le lit est de 1 m. 75, le lit doit avoir le plus souvent 1 m. 85 ou 1 m. 90. Ce lit peut parfaitement servir pour les petites tailles.

Le lit de 2 *mètres* de long est celui qui réunit les meilleures conditions.

Le lit long et large a cet avantage que, le matelas étant retourné tous les jours, le malade est mieux couché ; il n'imprime pas sa place à un endroit fixe. Il promène son corps sur toutes les parties du matelas, milieu, côtés, bords, l'un et l'autre bouts.

Le lit de 75 centimètres de large est trop étroit. Le malade ne peut pas se retourner. Il forme au milieu du lit un trou dont il ne peut pas sortir. Cela nuit à l'aération du lit et à l'aération du corps sous les couvertures. Cela est très gênant pour le malade aussi bien que pour le bien portant.

Le sommier.

Le sommier peut être en fer ou en bois. Les ressorts sont de différents systèmes. Les uns et les autres sont bons. Le sommier de bonne qualité dure longtemps, qu'il soit en fer ou en bois.

Les sommiers en fer ont des ressorts placés de telle sorte qu'ils agissent dans le sens de la longueur et de la largeur du lit.

Les sommiers en bois ont des ressorts agissant de haut en bas.

Les sommiers en fer seraient plus aseptiques, emmagasineraient moins de poussières que les sommiers en bois.

Les sommiers en bois, confectionnés avec de la toile et du crin, pourraient se salir plus facilement, ils sont plus difficiles à être nettoyés. Mais il faut supposer que les liquides qui souillent le sommier ont d'abord traversé le matelas. Ce qui arrive bien rarement, car on prend des précautions pour que le matelas ne se souille pas, au moyen de draps d'alèze ou de tissu en caoutchouc.

Ordinairement un sommier en fer est mis à un lit en fer, un sommier en bois est mis à un lit en bois.

Le sommier en bois doit avoir le bord du sommier libre et élastique, de façon que, en s'appuyant sur le bord du lit, en s'asseyant sur le bord du lit, on ne sente pas le bois du sommier.

Le sommier doit être dur, résistant et non souple. Il ne doit pas s'enfoncer trop facilement. Les ressorts doivent être un peu durs, ils doivent être en nombre assez grand. Il est préférable qu'il y en ait trop que pas assez.

Le lit dur est hygiénique.

Le lit mou est antihygiénique.

Le matelas.

Le matelas doit être constitué avec de la laine de bonne qualité, additionnée d'une certaine proportion de crin animal (environ le quart en poids).

Le matelas confectionné avec de la laine

seule est trop mou. Le corps s'y enfonce et fait son trou. L'addition de crin animal rend le matelas plus élastique, plus égal, plus souple, plus plan. Le corps en s'y reposant forme une dépression qui ne conserve pas la forme du corps, qui ne s'adapte pas au corps, et qui laisse l'air pénétrer et circuler autour du malade qui repose.

Le crin végétal que les marchands donnent lorsqu'on parle de crin sans qualificatif, le crin végétal ne remplit pas le même but que le crin animal. C'est du varech, des algues desséchées. Il faut supprimer le crin végétal du matelas.

C'est un corps étranger qui n'est ni souple ni élastique, et qui enlève ses qualités au matelas.

Le matelas doit recouvrir tout le sommier et toucher les bords du lit à la tête et aux pieds.

Un seul matelas est suffisant pour un lit.

Quelquefois on met deux matelas à un lit, mais inutilement. Avec un seul matelas, le corps s'enfonce moins, cependant le repos et le sommeil sont très bien assurés.

Dans certaines régions on met sur le matelas de laine une sorte de matelas en plume. Le corps s'enfonce dans ce matelas en plume et en ressent une douce chaleur.

A la campagne, où le froid est vif, où les portes et les fenêtres joignent mal, le matelas en plume est apprécié par le paysan. Mais il n'est pas hygiénique, il n'est pas à conseiller aux tuberculeux. Il entretient une chaleur trop intense, les fonctions de la peau ne sont pas assurées, et la réaction tonique provenant du passage de l'air sous les couvertures, du contact de cet air avec la peau, cette réaction utile ne peut avoir lieu avec la plume.

Le matelas doit être retourné tous les jours en faisant le lit.

Le traversin.

Le lit français comporte un traversin rond. Certains lits étrangers ont supprimé le traversin rond et l'ont remplacé par un traversin plat, triangulaire, placé sous le matelas, de façon à former un plan incliné qui soulève les épaules et la tête en même temps. Mais le but de ce traversin plat situé sous le matelas n'est pas le même que le traversin rond, et si le traversin rond n'existe pas, il doit y être suppléé par les oreillers.

Le traversin rond est destiné à soutenir la tête, la tête seule et non les épaules. L'homme ne peut pas se coucher sur un plan horizontal. S'il peut le faire par moment, il ne peut pas passer une nuit de sommeil sans traversin, ou quelque chose d'analogue qui soulève sa tête, au besoin une pierre ou une motte de terre quand il couche par terre.

Les enfants peuvent coucher sur un plan horizontal parce qu'ils ont une circulation particulière, des artères et des veines jeunes, tandis que l'homme qui couche sur un plan horizontal, la tête non soulevée, reposant sur le même plan que le corps, cet homme a une posture désavantageuse qui congestionne le cerveau. Le sang s'accumule dans les lacs veineux appelés sinus, et qui se trouvent dans la boîte cranienne. La pesanteur agit sur cette circulation des sinus veineux intracraniens, et quand la tête se trouve dans une position déclive, cette circulation veineuse intracranienne est mal assurée. Il en résulte que la circulation artérielle elle-même est mal assurée, et l'individu est prédisposé aux congestions cérébrales.

Si la congestion n'a pas lieu chez les enfants et chez certains individus, si aucun accident n'arrive chez eux, il n'en est pas de même chez les individus dont les artères sont dures, manquant d'élasticité, manquant de souplesse, manquant de la force nécessaire pour refouler plus loin l'ondée sanguine qui vient de les dilater sous la pression cardiaque. Ce sont des artères sclérosées, des artérioscléreux. Chez ces individus, la position couchée sur un plan horizontal, la tête n'étant pas relevée, cette position favorise les congestions cérébrales et plus tard les apoplexies.

Le traversin doit être dur, composé en laine et en crin, et bien bourré. La tête ne doit pas s'enfoncer dans le traversin. Le traversin doit conserver sa forme ronde malgré le poids de la tête qui repose sur lui.

Le traversin ne doit pas être en plume. La plume tient trop chaud et se laisse déprimer trop facilement.

Les oreillers.

Les oreillers ne sont pas indispensables avec le traversin rond, mais le tuberculeux peut en avoir besoin à certains moments, et il lui en faut au moins un.

L'oreiller sert à soutenir la partie supérieure du corps, constituée par la tête et les épaules. Le tuberculeux est un malade chez lequel les congestions pulmonaires sont faciles par suite de la position allongée sur un plan horizontal. Même avec le traversin, certains tuberculeux ne peuvent pas supporter cette position horizontale. Le cœur, qui souvent fonctionne mal parce qu'il doit effectuer un travail supérieur au travail normal, le cœur favorise ces congestions pulmonaires par sa faiblesse et son manque d'énergie. C'est l'oreiller seul ou les oreillers qui pourront obvier à cette congestion pulmonaire, à cette obstruction mécanique du sang dans les poumons par suite de la position horizontale. En remontant les épaules et le thorax la pesanteur agit sur le sang des poumons pour le faire

tomber aux parties déclives. La pesanteur
libère le poumon d'une partie du sang qu'une
circulàtion insuffisante lui laissait.

L'oreiller doit être en crin animal, il doit
être un peu dur. La tête ne doit pas s'enfoncer dans l'oreiller.

L'oreiller ne doit pas être en plume, car il
serait trop mou et trop dépressible.

L'oreiller peut être en crin végétal. Son
usage est alors moins prolongé.

Les draps.

Les draps doivent être en toile.

Le drap de dessous est en toile un peu plus
forte que le drap de dessus.

Le drap de dessus est en toile un peu plus
fine, car il est en contact avec la figure et les
mains. Il enveloppe le corps, les membres
d'une façon plus complète que le drap de dessous.

Les draps doivent être assez longs et assez
larges, des draps trop petits nuisent au repos
du malade. Le malade se remue, écarte les
jambes, les bras, se tourne, se retourne dans
son lit. Si les draps ne sont pas assez grands,

le lit se défait, les couvertures ne tiennent plus, le drap quitte sa place, et le corps se trouve en contact avec le matelas ou avec les couvertures qu'il salit.

Les draps sont mis pour protéger les matelas et les couvertures qui ne peuvent se laver facilement. Le drap isole ces couvertures de la peau du malade. Outre le bénéfice d'empêcher qu'elles ne soient souillées, les draps protègent le malade contre le contact rugueux et irritant des couvertures de laine.

Les draps doivent être assez grands pour être largement repliés au-dessous du matelas de chaque côté et aux pieds.

Le drap de dessous doit s'enrouler autour du traversin de façon à en faire presque deux fois le tour. S'il ne faisait qu'une fois le tour du traversin, le drap le protégerait mal et serait trop court.

Le drap de dessus doit recouvrir les couvertures, être replié sur les couvertures, de telle sorte que les mains et les bras, sortant hors du lit, reposent sur les draps et non sur les couvertures.

Le drap de dessous doit donc être replié

sur les couvertures d'environ 8o centimètres, soit plus du tiers de la longueur du lit.

Les couvertures.

Les couvertures doivent être des couvertures de laine.

Les couvertures de coton ne tiennent pas chaud ; cependant elles peuvent être utilisées en été. On peut les employer aussi en hiver avec les couvertures de laine. Mais seules en hiver, elles sont insuffisantes. De plus, elles sont lourdes et quand on en met plusieurs, elles pèsent inutilement sur le malade.

Les couvertures doivent être grandes, longues et larges, de façon à être repliées largement sous les matelas. C'est de cette façon qu'elles tiennent en place, et le malade qui remue dans son lit ne les déplace pas. Le lit reste bien fait, malgré les mouvements en tous sens du malade.

Les couvertures doivent monter assez haut. Et c'est un défaut très fréquent que l'on doit surveiller.

Un très grand nombre de serviteurs ne savent pas faire le lit et font monter les couver-

tures jusqu'au traversin, le traversin n'étant
pas recouvert par les couvertures. C'est un
tort.

Les couvertures doivent remonter jusque
sur le traversin et le couvrir complètement.

De cette façon, le dormeur pourra ramener
les couvertures sur ses épaules, couvrir ses
épaules, la tête seule étant découverte et reposant sur l'oreiller.

Tandis que, lorsque les couvertures arrivent
juste au traversin sans le recouvrir, le dormeur a une partie des épaules découvertes et
prend froid. L'air froid peut passer par les
intervalles des épaules et du dos jusque dans
le lit et refroidir les parties du corps qui
devraient être protégées. Or le froid, surtout
pendant le sommeil, est préjudiciable au tuberculeux comme du reste à tout le monde.

Une bonne pratique consiste à mettre pour
la nuit un vêtement ample et en flanelle de
laine, soit un veston large pour un homme,
veston de tennis un peu large, soit une matinée de laine pour les femmes. Mais ces vêtements, qui ne forment qu'un seul double de
laine, sont insuffisants quand les couvertures
ne montent pas assez haut.

Le nombre de couvertures nécessaires est variable.

En été, pendant les chaleurs, quelquefois le drap suffit pour protéger de l'air extérieur.

Quelquefois, en été, une couverture de coton est ce qu'il y a de meilleur. Elle ne tient pas chaud, et elle préserve de l'air trop frais.

En hiver, quand il fait froid, si la chambre n'est pas chauffée, il faut au moins deux couvertures de laine et encore faut-il tenir compte de l'édredon.

Si le malade n'a pas d'édredon, il lui faudra quelquefois trois couvertures de laine. Mais il vaut mieux avoir un édredon. Car les couvertures en trop grand nombre pèsent et gênent le sommeil.

L'édredon.

L'édredon doit être un édredon piqué, plat, mince, et non un édredon globuleux, monstrueux, ventru et gonflé. Mais encore celui-ci vaut-il mieux que rien. Il a cependant le défaut de ne pas être hygiénique. Il forme une montagne sur le lit et empêche l'air de circuler facilement.

Mais ce même édredon étant piqué, étant rendu plat par une série de piqûres qui maintiennent rapprochées les deux plans, supérieur et inférieur, cet édredon est excellent, hygiénique, chaud, préservant très bien contre le froid et valant à lui seul plusieurs couvertures.

Le tuberculeux a besoin de cet édredon plat piqué.

L'édredon doit être fait avec de la plume d'édredon ou du duvet qui est vendu sous ce nom et qui souvent est du duvet d'oie.

L'édredon ne doit pas être fait, comme je l'ai vu plusieurs fois, par une série de couches superposées de toile de coton, piquées et maintenues en contact dans toute leur étendue. Ces édredons de coton sont lourds et froids. Ils ne valent rien.

Les édredons faits en ouate placée entre deux doubles de toile sont bons, mais ils tiennent moins chaud que les édredons faits avec du duvet de volatile, édredon ou autres.

L'édredon doit être assez grand. On l'appelle quelquefois couvre-pieds, parce qu'il est destiné surtout à couvrir les pieds. Mais pour le tuberculeux, l'édredon doit couvrir tout le corps, des pieds aux épaules. Par conséquent, l'édredon doit avoir une dimension suffisante pour que tout le malade puisse être couvert par lui.

Le lit est constitué de la sorte.

Il ne faut pas de rideau au lit. Ils empêchent la circulation de l'air. Ils sont le réceptable de poussières et de microbes. Telle est la théorie.

Toutefois, à la campagne, dans certaines chambres ouvertes à tous les vents, à tous les courants d'air et en l'absence de paravent, les rideaux pourront être quelquefois nécessaires, mais ce sera une exception.

La descente de lit.

La descente de lit fait partie du lit. En effet, un lit ne peut exister sans descente de lit. C'est la descente de lit qui protège les pieds nus de la personne qui va se coucher, et qui empêche qu'elle ne pose ses pieds nus sur le plancher.

La descente de lit est le plus souvent un

tapis. L'hygiène réprouve l'usage des tapis, nids à germes, à microbes, à poussières. Mais il faut bien quelque chose pour servir de descente de lit, et jusqu'à ce jour on n'a rien trouvé qui remplace le tapis pour cet usage.

On a fait des descentes de lit en liège. Elles se sont peu généralisées.

Si la descente de lit est un tapis qui est tenu propre, bien secouée tous les jours, ou bien brossée, elle est pratique et sans danger.

La table de nuit.

La table de nuit, quoique ne faisant pas partie du lit, doit toujours accompagner le lit. Elle est indispensable au tuberculeux, de même qu'à l'homme bien portant. Elle doit pouvoir se laver facilement. Elle doit avoir un réduit fermé pour contenir le vase de nuit. Ce réduit doit pouvoir être nettoyé et désinfecté facilement. Car le défaut de la table de nuit est de s'imprégner facilement des émanations de l'urine et de sentir mauvais. On ne peut lutter contre cet inconvénient qu'en nettoyant souvent la table de nuit. Pour cela, il ne faut

pas que la table de nuit soit munie de tiroirs plus
ou moins nombreux, ainsi que cela a lieu ordinairement. Il faut que la table de nuit n'ait pas
de tiroirs, surtout au-dessus du vase de nuit.

Le tiroir placé au-dessus du vase de nuit
forme un accumulateur à surfaces nombreuses
qui emmagasine les émanations sentant mauvais de l'urine : et tous les objets que l'on met
dans le tiroir au-dessus de l'urine sont autant
d'objets sacrifiés.

Les tables de nuit à colonnes sont les meilleures. Les colonnes soutiennent le récipient
à vase de nuit.

Dans ces tables de nuit à colonnes, on peut
à la rigueur permettre un tiroir à la base de
la table de nuit, les émanations odorantes ne
pouvant pas souiller ce tiroir et les objets
qu'il contient.

Le lit est l'endroit où l'homme sain passe
le tiers de son existence. La loi qui protège
le faible défend de saisir le lit ainsi que les
instruments de travail. Elle semble reconnaître au lit une importance aussi grande que
les instruments de travail pour conserver la
vie de l'individu.

La loi qui protège les faibles a séparé la journée de vingt-quatre heures en trois parties égales de huit heures chacune. Huit heures sont consacrées au sommeil. Huit heures sont consacrées au travail. Huit heures sont consacrées à l'individu pour lui, pour sa famille, ses repas, ses récréations, son repos.

La loi est sage. Elle a été faite par des hommes judicieux. Elle s'est imposée par l'expérience. Elle tient compte du sommeil et du repos nécessaire à la vie de l'homme et à sa santé.

Le paravent.

Le paravent est un meuble nécessaire et indispensable au tuberculeux.

Le paravent préserve le tuberculeux des courants d'air qui peuvent le frapper.

Car il faut de l'air au tuberculeux, et ce n'est qu'au moyen de courants d'air que l'air nouveau pourra arriver dans la chambre du tuberculeux ; mais, s'il faut des courants d'air pour changer l'air, il ne faut pas que le tuberculeux soit frappé par ces courants d'air.

C'est surtout la nuit, pendant le sommeil, que le tuberculeux doit être préservé.

Le paravent doit être assez élevé, il doit avoir environ 2 mètres de haut pour protéger le malade debout.

On doit placer le paravent suivant certaines règles.

Le paravent doit être appliqué pour la nuit devant le lit du malade, entre la croisée et le lit.

Le paravent doit toucher le mur. — Le paravent doit toucher le mur parce que *l'air rase les murs*, et le courant d'air venant de la croisée a une tendance à cheminer le long des murs pour progresser.

Le paravent touchant le mur empêchera le courant d'air d'arriver au tuberculeux pendant le sommeil. Le paravent brisera ce courant d'air.

Dans la journée, le paravent sera développé de façon à entourer complètement la partie supérieure de la chaise longue où repose le malade. De la sorte, il entourera la partie supérieure du malade depuis la ceinture, et préservera d'une façon efficace le tuberculeux. Les membres inférieurs étant recouverts par les couvertures et se trouvant au besoin en contact avec une bouillotte chaude, n'ont rien à craindre des courants d'air.

En somme, la cure où vont se reposer les tuberculeux à la chaise longue, cette cure est un vaste paravent destiné à protéger contre les vents, contre les courants d'air, tout en permettant l'accès de l'air jusqu'aux malades.

Les paravents japonais sont très avantageux ; ils sont légers, maniables, se plient dans tous les sens. Ils sont un peu petits, mais à la rigueur ils sont suffisants.

LA CHAMBRE A COUCHER

La chambre à coucher est l'endroit où le tuberculeux passe la plus grande partie de son existence de malade.

Quand il est tenu au lit, le tuberculeux passe tout son temps dans la chambre à coucher.

L'homme sain passe le tiers ou la moitié de sa vie dans la chambre à coucher. Il n'y a pas d'autre endroit où l'on reste aussi longtemps.

Aussi, la chambre à coucher doit-elle être un endroit choisi, soigné, aéré, sain, clair, lumineux.

Et puisque le tuberculeux y passe la

meilleure partie de son temps, il faut que la chambre à coucher soit organisée pour ce but, de façon que la guérison arrive le plus rapidement possible.

Les tentures, les rideaux sont nuisibles et doivent être prohibés de la chambre à coucher. Les tentures sont le réceptacle des poussières et des microbes de toutes sortes.

Mais les tentures sont surtout les accumulateurs qui emmagasinent les poisons de sécrétion et d'exhalaison pulmonaire. Ces poisons sont mortels, ils vicient l'air. Récoltés sur un filtre de ouate et injectés sous forme de solution, ils tuent rapidement les animaux en expérience.

Le poison de l'exhalaison pulmonaire vicie l'air et empêche la guérison du tuberculeux qui respire cet air. Aussi faut-il prohiber tout ce qui peut recevoir ces poisons pour les restituer plus tard à l'air.

La chambre à coucher doit contenir le strict nécessaire. Elle ne doit pas être encombrée par des vêtements, par des étagères, par des livres ou des bibliothèques, par des objets et bibelots nombreux, par des tableaux ou appliques fixés aux murs.

La chambre à coucher présente à considérer : sa forme, ses dimensions en hauteur, largeur, profondeur ; ses ouvertures, portes, fenêtres, son orientation ; la cheminée, le plancher, le plafond, les murs, le mobilier.

La chambre à coucher doit contenir :
Le lit.
La table de nuit.
La descente de lit.
Une table à toilette.
Une armoire à glace.
Une table à écrire.
Un fauteuil.
Deux chaises.
Un porte-manteau.
Une glace sur la cheminée.
A la rigueur on peut ajouter :
Une deuxième table à écrire.
Une commode.
Une pendule sur la cheminée.
Ou un vase à fleurs.
La lampe et le chandelier sont des objets qui ne sont pas compris dans le mobilier de la chambre à coucher. Mais ils s'y trouvent le plus souvent.

La chambre à coucher.

La chambre à coucher doit avoir une forme régulière. Ordinairement elle est en parallélogramme à angle droit, les murs se coupant à angle droit ; plus longue que large, elle peut être carrée ou allongée.

Croisée. — La chambre à coucher doit avoir une ou deux croisées. Les ouvertures des fenêtres doivent être proportionnées à la dimension de la chambre, à sa capacité, à son cube. Cette proportion n'a pas encore été délimitée, il n'y a pas de formules, et c'est approximativement que les dimensions des fenêtres sont fixées.

Mais il est beaucoup de chambres à coucher dont les fenêtres ne sont pas assez grandes. On en voit qui prennent le jour par une petite ouverture, un œil de bœuf ou une tabatière. Ces chambres ne sont pas hygiéniques.

Mais, en général, les chambres à coucher ont des croisées assez grandes, et les ouvertures défectueuses sont en grande minorité.

La croisée doit être munie de vitres transparentes pour permettre à la lumière d'entrer dans la chambre. Le pouvoir antiseptique de la lumière doit être utilisé. La lumière tue les germes de la tuberculose. Le bacille ne peut résister à une journée d'exposition à la grande lumière du jour.

La lumière est utile, nécessaire, indispensable à l'individu. Les organismes privés de lumière s'étiolent, maigrissent, se nourrissent mal, deviennent anémiques. La privation de la lumière du jour favorise la tuberculose. Cette privation de lumière transforme l'organisme en un terrain très apte à recevoir le bacille tuberculeux.

Les fenêtres pourront être munies de rideaux légers et transparents. S'ils interceptent la vue, ils ne doivent pas empêcher la lumière et le jour d'entrer dans la chambre. Ce sont les seuls rideaux permis dans la chambre du tuberculeux.

Les ouvertures de la chambre à coucher, portes, fenêtres, cheminées doivent être disposées de façon que la place du lit soit prévue et déterminée.

Quand la chambre à coucher est construite, la place du lit est d'abord déterminée, puis les ouvertures sont disposées de façon que les courants d'air n'atteignent pas le lit, tout en permettant l'emplacement des meubles.

Le lit. — Le lit doit se trouver à l'extrémité opposée à la croisée. Il se trouve dans un coin si la chambre est petite ou moyenne. Si la chambre est très grande, le lit peut être un lit de milieu. Le lit de milieu est moins protégé que le lit dans un coin, mais le lit de milieu présente des avantages qui doivent le faire utiliser par le tuberculeux. Et le paravent doit être utilisé pour obvier aux inconvénients de l'air et des ouvertures.

Le lit étant dans le coin opposé à la croisée, il peut être mis soit en longueur, soit en largeur, indistinctement, sans qu'il y ait plus d'avantage à l'une ou à l'autre disposition.

Le lit doit être placé de façon que le côté droit du lit soit le côté libre. En effet, presque toutes les personnes se couchent plus volontiers sur le côté droit. Cela tient à ce que, étant couché sur le côté droit, le foie, organe pesant, repose à plat sur la paroi extérieure constituée par le thorax, le diaphragme et la paroi abdominale. Le foie n'appuie de la sorte sur aucun autre organe.

L'estomac se trouve un peu au-dessus du foie sans peser sur lui.

Le cœur se trouve au-dessus de l'estomac, joue librement et n'est comprimé par rien.

Tandis qu'en se couchant sur le côté gauche, le cœur est gêné, comprimé par l'estomac, qui se trouve peser sur lui directement. Le cœur est en plus gêné indirectement par le foie qui pèse sur l'estomac.

L'estomac, surtout après le repas, est plein et lourd, dans la position couchée sur le côté gauche, il ne peut se vider aussi facilement de son contenu. Le pylore, qui constitue la porte de sortie, se trouve à la partie supérieure et la pesanteur fait tomber les aliments à la partie opposée, en contact direct avec le cœur.

Le foie lui-même, organe lourd, pesant, compact, est suspendu par son ligament (ligament falciforme) et pèse sur l'estomac, en même temps qu'il tiraille son ligament de suspension. Et quand cela arrive au moment de la digestion, ce qui est ordinaire, car on va se coucher après le dîner, le foie est congestionné à cause du travail de la digestion, et il pèse davantage.

Le lit étant placé, les ouvertures, portes, fenêtres, cheminées, doivent être disposées de façon que les courants d'air échangés entre ces différentes ouvertures n'intéressent pas le lit, la place du lit.

En général, il n'existe qu'une croisée sur un côté de la chambre. Toutefois, les grandes chambres peuvent avoir deux croisées juxta-posées. Les chambres d'angle ont des croisées sur deux faces.

La porte d'entrée sera sur la paroi la plus éloignée de la croisée.

La cheminée sera sur une paroi latérale.

Une porte de communication qui n'est pas indispensable, mais qui est fort utile, se trou-vera sur l'autre cloison latérale.

Ces ouvertures, fenêtres, portes et chemi-nées seront placées de façon à permettre l'ameublement de la chambre à coucher. On voit, en effet, des chambres où les ouvertures ont été mises juste au milieu des parois, et quoique la chambre soit grande, il n'y a pas de place prévue pour le lit et la table de nuit, pour l'armoire à glace, pour la commode, les tables, etc. On est obligé de mettre la table de nuit loin de la portée de la main, ou bien

l'on ne peut mettre qu'un lit étroit ; les autres
meubles, armoire à glace, commode, tables,
ne trouvent pas leur place. Toutes ces difficultés doivent être prévues dans la chambre
à coucher.

La cheminée. — La cheminée doit être assez
grande. Elle doit être construite d'après les
données de l'hygiène pour bien chauffer. Elle
ne doit pas être trop profonde, car elle ne
chauffe pas bien. On peut y brûler du bois ou
du charbon de terre.

Elle doit bien tirer. Elle ne doit pas fumer.
Si elle est bien construite, elle remplit toutes
ces conditions, mais le constructeur doit y
veiller. Sans cela la cheminée ne remplit pas
le but. Comme je l'ai vu mainte fois, on est
obligé de ne pas faire de feu pour ne pas avoir
de la fumée.

La cheminée aura un dessus en marbre, et
sur ce dessus on mettra le moins d'objets
possible.

Il est défendu de recouvrir la cheminée
d'un dessus en tissu, réceptacle des poussières, et ne pouvant se nettoyer. Le marbre
est plus beau, plus propre et plus hygiénique.

On mettra sur la cheminée une garniture de cheminée, pendule et candélabres, pour obéir à la mode. On pourra, en place de cette garniture, mettre sur la cheminée un vase que l'on ornera de fleurs ou de verdure. La cheminée sans aucun ornement est trop nue.

Font partie de la cheminée les pelles, pincettes, leur support, les chenets, la grille, le devant de cheminée et le pare-étincelle, celui-ci bien indispensable.

Il est préférable de ne pas mettre de tapis devant la cheminée. Le marbre qui doit se trouver dans le plancher, devant le foyer est ce qu'il y a de mieux, il est suffisant.

Sur la cheminée doit se trouver une glace, adaptée au mur. La glace doit être grande, elle égaie la chambre et lui donne de la clarté.

Les murs. — Les murs de la chambre à coucher doivent être propres, faciles à nettoyer.

Les chambres à coucher sont ordinairement tapissées de papier. Ce papier peut être changé et renouvelé aussi souvent que l'hygiène le conseille ; il ne peut être lavé. Ce n'est pas l'idéal du revêtement de la pièce.

Les murs peuvent être peints avec la peinture à l'huile siccative. C'est une très bonne mesure. Le mur est beau, agréable à voir ; on peut l'ornementer de dessins variés et rendre l'ensemble gai, riant, agréable. Mais la peinture à l'huile est toujours un peu froide, un peu austère au point de vue esthétique. Elle est toujours un peu sévère, quoique les teintes choisies soient claires et gaies.

Puis un léger choc dans le mur enlève le morceau et fait une tache le plus souvent blanche, et il arrive forcément quelques accidents de cette sorte. Ces accidents ne peuvent être effacés, car la peinture nouvelle que l'on mettrait ferait, elle aussi, une tache, les teintes exactes étant difficiles à obtenir.

Ces murs peints à l'huile peuvent se laver facilement, ils sont très conformes aux desiderata de l'hygiène.

Il est un revêtement de la chambre qui est très avantageux au point de vue de l'hygiène. Il n'a que l'inconvénient de coûter cher.

On revêt le mur de la chambre à coucher d'un tissu caoutchouté d'un seul côté, et ressemblant à de la toile cirée. Ce tissu peut être soit un tissu de fil de coton, soit un tissu constitué par du carton épais, comprimé.

Les toiles cirées ou caoutchoutées sont ornementées de dessins variés, fleurs, sujets, etc., qui égaient la chambre.

Les tissus en carton comprimé comportent divers ornements en reliefs arrondis, qui contribuent à égayer aussi le séjour de la chambre à coucher. Ce carton comprimé à reliefs est recouvert d'un enduit imperméable, ou d'une couleur et d'un vernis, de telle sorte qu'il peut être lavé à l'eau, au moyen d'une éponge, ou d'un linge, ou d'une brosse.

Les murs ne doivent pas être garnis d'ornements surajoutés, tels que tableaux ou autres objets inutiles. Cependant il doit y avoir quelques porte-manteaux pour mettre le chapeau, le manteau, pour suspendre les habits de rechange dans la journée. Et si ces vêtements sont nombreux, ils doivent être recouverts d'un rideau pour les préserver. Ce rideau est contraire à ce qui est bien. Les vêtements devraient être mis dans les armoires ; mais quand il y en a beaucoup, il faut les mettre quelque part, et l'on met ceux qui servent le plus au porte-manteau.

Le plafond. — Il est préférable que le plafond soit peint à l'huile, et de couleur claire. Mais on peut à volonté le recouvrir lui aussi d'un revêtement imperméable caoutchouté ou en carton vernissé. Souvent le plafond n'a aucun revêtement et conserve sa couleur blanche due au plâtre.

Le plancher. — Le plancher de la chambre à coucher doit être en bois, et enduit d'un encaustique à base d'huile siccative. Cet encaustique peut se laver à l'eau, le balayage peut se faire avec une serviette humide. C'est la meilleure façon de nettoyer le plancher. Le balayage à sec ne doit jamais avoir lieu. Il soulève les poussières pour les faire voltiger et les faire se poser un peu partout, sur les meubles, sur le lit, sur les draps où le tuberculeux va reposer sa tête et sa figure.

Les planches du plancher doivent être bien jointes, ne pas laisser de fentes. En tout cas il faut bien enduire les joints avec l'encaustique

pour que toute fissure soit supprimée autant
que possible.

Le sol carrelé est très hygiénique. On l'enduit d'un encaustique brillant. Il peut se laver
facilement, mais il est froid. Il n'est pas à
conseiller au tuberculeux, malgré ses avantages de propreté.

L'hygiène conseille d'éviter les angles où
se nichent les microbes, et elle demande de
faire rejoindre les murs par des courbes.
C'est un desideratum bien facile à obtenir.

La table à toilette. — La table à toilette est
un meuble utile, il doit être très soigné et
même luxueux. C'est l'endroit où l'on se nettoie, où l'on se débarrasse des choses malpropres de l'organisme. C'est là que vont les
eaux sales.

La table à toilette doit être facile à nettoyer,
le dessus doit être en marbre, de préférence
blanc.

La table doit être large.

S'il y a une étagère de marbre il faut qu'elle
soit facile à nettoyer, et elle doit être assez
éloignée pour ne pas être intéressée par
l'eau des ablutions.

La toilette doit se faire au moyen d'objets qui font partie de la table à toilette : deux cuvettes, pot à eau, savonnette, boîte à savon en porcelaine, brosse à ongles, brosse à dents et leur étui en cristal ou en porcelaine ; éponge, bol pour l'éponge ; éponge à tub, filet pour les éponges ; verre à bouche, dentifrice ; eau de toilette, un broc d'eau, un seau hygiénique qui doit avoir un couvercle.

Deux cuvettes sont nécessaires, l'une pour la figure, les mains et la partie supérieure du corps.

L'autre cuvette sert à la toilette intime, la partie inférieure du corps, les pieds. Elle est ordinairement maintenue dans une armature. La cuvette intime doit être dissimulée et passer inaperçue dans la chambre à coucher.

La table à toilette et ses accessoires sont quelquefois placés dans un endroit spécial, le cabinet de toilette. Cela est mieux, mais le cabinet de toilette est un luxe que les tuberculeux ne peuvent s'offrir en général.

Dans les installations luxueuses, le cabinet de toilette est également salle de bain avec baignoire et appareil à douche. Si ce perfectionnement est à désirer, si l'on peut espérer qu'il se généralisera dans quelques années, en ce moment il ne se trouve que dans les installations les plus récentes et les plus conformes aux règles de l'hygiène riche.

L'armoire à glace. — L'armoire à glace sert à mettre le linge et les vêtements, linge de corps, chemises, mouchoirs, cols, manchettes, etc., aux étages les plus à portée de la main. Vêtements aux étages supérieurs et inférieurs. Linge à blanchir dans le tiroir du bas.

Je préfère l'armoire à glace à deux portes, ou à deux portes et plusieurs tiroirs. On peut mieux séparer tous les objets. Ces armoires à glace à deux portes et plusieurs tiroirs sont plus grandes, plus spacieuses et plus avantageuses.

L'armoire à glace à une seule porte a cet inconvénient que la glace pesant beaucoup quand on ouvre l'armoire le poids de la glace peut entraîner l'armoire, et la faire tomber en avant, quelquefois sur celui qui vient de l'ouvrir.

La commode. — La commode est un meuble ancien qui bien souvent est supprimé ; mais il est bien avantageux, et il mérite son nom car il est réellement commode. Il contient des masses de choses. La commode peut remplacer la deuxième table à écrire. Pour peu que le tuberculeux veuille s'occuper à un travail intellectuel, il est obligé d'avoir quelques livres, du papier, des plumes, un encrier, des cahiers, etc. Il se sert du dessus de la commode pour ranger ses livres et ses écrits. Il se sert de la table à écrire pour écrire.

La commode sert à mettre les vêtements et le linge de corps, car souvent l'armoire à glace est insuffisante.

La commode, quand elle est basse, comme les anciennes commodes, peut servir à la rigueur pour mettre la cuvette et le pot à eau. En cas de nécessité, elle remplace la table à toilette.

La table à écrire. — La table à écrire se place au milieu de la chambre ou contre le mur.

La chambre doit être disposée de façon que la table à écrire puisse se mettre contre le lit, sans gêner le passage de la porte d'entrée.

De cette façon, si le malade reste au lit
tout le jour, il peut avoir à proximité la table
à écrire pour y placer toutes ses affaires, livres,
plumes, encre, papier, etc.

Font partie de la table à écrire : l'encrier,
les porte-plumes, crayons, le sous-main. Tout
doit être très simple, la table à écrire ne doit
pas être encombrée.

Un tiroir doit exister pour mettre les objets
qui ne servent pas : papier, enveloppes, cachet, cire, plumes, etc.

Tables à lit. — Il existe des tables à lit très
commodes pour prendre les repas au lit, et
même pour lire et pour écrire. Elles n'ont qu'un
pied sur le côté de la table ; la partie supérieure
se met en travers du lit, devant le malade.
La partie inférieure est placée en dessous du
lit, pour assurer la stabilité de la table.

Le fauteuil. — Le fauteuil du tuberculeux
doit être confortable, grand, large, de façon
que l'on s'y assoie et que l'on s'y enfonce
commodément. Les fauteuils petits en effet
ne reposent pas et l'on y est assis comme sur
une chaise.

Le fauteuil Voltaire est avantageux, à la condition qu'il soit de grand modèle.

On fait plusieurs genres de fauteuils qui sont également avantageux.

Deux chaises. — La chambre du tuberculeux doit avoir deux chaises ou au moins une chaise. Il faut pouvoir s'asseoir à table pour écrire, par exemple. Il faut pouvoir offrir un siège aux personnes qui viennent rendre visite au malade. On a quelquefois besoin de la chaise pour poser les vêtements que l'on quitte pour aller se coucher, etc.

Le porte-manteau. — Un porte-manteau est avantageux. On y pose son manteau, son chapeau, sa pèlerine.

Il ne faut pas que le porte-manteau soit trop large, on aurait une tendance à y suspendre les vêtements en réserve et il servirait dans ce cas au même but que l'armoire à glace, quatre têtes au plus sont suffisantes.

Cependant si un porte-manteau à six ou huit têtes est nécessaire exceptionnellement pour suspendre les vêtements, on le recouvrira d'un rideau qui protègera les vêtements contre les poussières. Mais cette façon de procéder pour suspendre les vêtements n'est pas à recommander.

II. — LA CHAISE LONGUE

Le tuberculeux fait la cure du repos : 1° au lit ; 2° à la chaise longue.

La chaise longue. — La chaise longue est un meuble qui date de loin. Mais, dans ces derniers temps, on l'a adapté au traitement de la tuberculose.

La chaise longue, meuble de chambre à coucher, est construite suivant le modèle des autres meubles, canapés, fauteuils, chaises rembourrées. C'est un large fauteuil dont le siège serait prolongé en avant de 1 mètre et davantage.

Ces chaises longues sont solides, mais lourdes, difficiles à remuer et ne peuvent être transportées tous les jours, ainsi qu'il est nécessaire. Leur transport journalier les détériore rapidement.

Pour l'usage des tuberculeux, on a construit des chaises longues en rotin ou en
osier.

Elles sont légères, solides, faciles à remuer,
faciles à transporter, souples, ne se détério-
rant pas par le transport.

Elles sont construites en rotin, sorte de
liane qui pousse dans les pays chauds. Quel-
ques-unes sont entièrement construites en
osier.

Les pieds, au nombre de six, sont en bois
du pays.

La charpente en rotin est reliée par un treil-
lis en filaments de bois souple, ou en osier,
ce qui la fait ressembler à un panier, d'où le
nom familial de *panier* que les tuberculeux
donnent très souvent à la chaise longue. Ils
disent : *Je vais au panier*, pour dire *je vais à
la chaise longue.*

Le dossier de la chaise longue est le plus
souvent mobile, de façon qu'il puisse prendre
une inclinaison plus ou moins grande, suivant
le désir du malade.

Matelas de cure. — La chaise longue doit
être munie de deux matelas en varech. Un

matelas recouvre la partie plane, horizontale ; le second matelas s'adapte au dossier.

Accoudoirs. — Il est très utile que les accoudoirs de la chaise longue soient munis chacun d'un coussin.

L'accoudoir ne s'abîme pas, et le vêtement du malade n'a pas les coudes percés.

Couvertures de cure. — Le tuberculeux à la chaise longue doit avoir deux couvertures de laine, car il ne faut pas qu'il ait froid.

Dans les stations très froides, les couvertures en fourrure sont excellentes. On fait aussi des sacs-couvertures en fourrure. Le tuberculeux met les pieds et les jambes dans le sac, et ramène sur lui la couverture faisant suite au sac.

Coussins de cure. — Le tuberculeux doit avoir un ou deux coussins à la chaise longue. Ces coussins sont utiles pour soutenir la tête, surtout pendant le sommeil.

Coiffure de cure. — La coiffure du tuberculeux à la chaise longue doit être molle. Une

casquette, une toque, une calotte, un béret,
telles sont les formes les plus usitées.

Table de cure. — Le tuberculeux doit avoir
à côté de la chaise longue une petite table
avec un crachoir de table.

Le crachoir de poche, qui est en général
petit, est réservé pour la promenade.

Bouillottes. — En hiver, dans la saison
froide, le tuberculeux doit toujours avoir à la
chaise longue une bouillotte pour le réchauffer.
Le tuberculeux ne peut se passer de cette
bouillotte, car il ne peut pas se réchauffer à lui
seul. Il lui faut une source de chaleur extérieure. Et, par suite du repos qu'il est obligé
de garder, il a une tendance à se refroidir.

La chaise longue est un instrument de repos
nécessaire au tuberculeux. Le tuberculeux ne
peut se passer de chaise longue. C'est un
meuble qui fait partie de son traitement, et
qui ne peut se remplacer par rien autre.

Le repos dans un fauteuil ou sur une chaise
ne peut remplacer le repos à la chaise longue.
Beaucoup de tuberculeux pensent que, puis-

qu'ils sont installés dans un bon fauteuil, ils font une cure de repos satisfaisante. C'est une erreur.

Dans un fauteuil, aussi confortable soit-il, la position allongée n'est pas obtenue, et la position allongée est la seule qui satisfasse à la cure de repos, la seule qui permette le libre jeu des organes de la digestion et de la circulation générale.

Dans un fauteuil l'estomac et l'intestin sont suspendus à leurs attaches. La digestion se fait mal. Le cœur et les poumons sont suspendus par leurs attaches, la circulation générale en est moins bien assurée. Les membres inférieurs sont dans une position déclive, leur circulation est mauvaise. Les muscles de l'abdomen, du thorax, du bassin se contractent et empêchent un repos efficace.

La position d'un malade sur une chaise est cause de fatigue au lieu d'être cause de repos.

LA CURE

Le tuberculeux fait sa cure de repos : 1° dans sa chambre à coucher ; 2° à la cure.

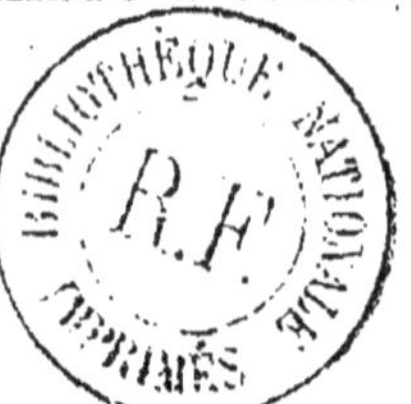

La cure. — La cure, appelée aussi *galerie* ou *véranda*, est un local spécial aménagé pour que le tuberculeux soit dans les meilleures conditions pour prendre un repos parfait dans la journée.

Le tuberculeux passant la journée à la cure prend le nom de *curiste*.

La cure est une construction, soit légère, en bois, soit plus lourde, en maçonnerie.

Elle doit être bien orientée vers le midi, ou légèrement vers le sud-est.

Elle doit être assez profonde pour que les courants d'air n'atteignent pas le malade, tout en lui permettant de vivre au grand air.

Le tuberculeux peut faire sa cure de repos dans la chambre à coucher, ou dans une autre pièce de l'habitation, s'il ne peut avoir de cure spéciale, en plein air, dans un jardin. Mais la chambre à coucher est plus spécialement réservée pour la nuit, ou plutôt pour le repos au lit. Le malade passe dans la chambre à coucher tous les instants qu'il passe au lit.

Dans la journée, autant que possible, il doit avoir un autre endroit pour y séjourner.

Il faut que, pendant la journée, la chambre à coucher soit libre, pour permettre que les

croisées soient grandement ouvertes, que la
pièce soit aérée, lavée par l'air, pour que les
poisons d'exhalaison pulmonaire, accumulés
sur tous les objets de la pièce, sur les murs,
sur la literie, puissent être détruits, supprimés,
enlevés.

La literie doit être exposée à l'air pendant
quelque temps, deux heures si c'est possible,
car les draps sont imprégnés de la sueur de la
nuit et doivent perdre à l'air la mauvaise odeur
qu'ils ont accumulée.

A cet effet, le malade doit prendre l'habi-
tude en se levant de rejeter les couvertures et
le draps de dessus au fond du lit, pour que
l'intérieur du lit reste à découvert.

Pour tous ces motifs il est avantageux
d'avoir une cure, où il puisse faire sa cure de
repos dans la journée.

Dans les sanatoria, la cure se fait en
commun. Tous les malades sont réunis dans
un même endroit et participent aux mêmes
avantages.

La cure est une construction en bois ou en
maçonnerie, fermée de trois côtés et ouverte
largement d'un seul côté pour permettre à
l'air d'arriver librement, sans qu'il y ait cou-

rant d'air. Le malade au repos doit être à l'abri des refroidissements, et les courants d'air, qui sont une des principales causes de froid et de refroidissement, doivent être évités.

La chaise longue sur laquelle repose le malade doit être adossée au mur du fond. De cette façon, la tête et le corps sont protégés contre les courants d'air. Ils se trouvent dans la partie de la cure où l'air ne forme plus courant d'air. Dans la cure, le tuberculeux est au grand air, vit au grand air, tout en étant protégé contre les courants d'air et contre les vents du plein air.

Le côté ouvert de la cure doit être muni de rideaux, que l'on peut baisser à volonté pour intercepter les rayons de soleil parfois gênants. Le tuberculeux, en effet, ne doit pas être exposé au soleil, ne doit pas recevoir le soleil.

Ces rideaux sont baissés également quand le vent est trop fort, trop violent et envahit la cure.

Dans certains sanatoria, les cures sont vitrées, c'est-à-dire que le côté ouvert de la cure est muni de larges ouvertures, que l'on peut fermer au moyen de fenêtres. On peut ainsi mesurer la venue de l'air dans la cure suivant la violence du vent. Quand le vent est trop violent, on est même obligé de fermer les fenêtres de la cure.

Quand le tuberculeux est seul, il fait construire une cure pour lui seul. C'est le home-sanatorium. Le sanatorium pour un.

Cette cure pour un seul malade doit être construite d'après les mêmes principes que la cure pour plusieurs : ouverte d'un seul côté, fermée de trois côtés, orientation au sud du côté de la lumière, chaise longue mise au fond, de façon qu'elle touche le mur du fond.

On peut faire des cures contenant un nombre variable de malades : cures pour trois ou quatre malades, cures pour dix ou pour vingt malades.

Il est préférable, dans un sanatorium, que les cures ne contiennent pas beaucoup de malades. La discipline est meilleure. Une cure de vingt malades est trop nombreuse. Les cures de dix à quinze malades sont les mieux comprises.

Toutefois il est bon qu'il y ait des cures de quatre ou cinq places pour les petits comités, les petites associations amicales, qui ne veulent pas recevoir d'intrus et de gêneurs.

Les hommes et les femmes doivent être séparés : la question a été réglée. La séparation des hommes et des femmes n'a pas d'inconvénient. Le voisinage des hommes et des femmes, à la cure, a présenté des inconvénients.

Quand les messieurs désirent converser avec les dames, il y a les moments de récréation, les moments des promenades, les moments des repas et après les repas. Les promenades et récréations permettent plusieurs heures de conversation dans la journée.

Dans les sanatoria, il y a quelquefois des jeunes gens à parole libre et sans retenue, ne comprenant pas qu'il puisse y avoir des oreilles chastes et réservées. Aussi faut-il protéger les personnes bien élevées contre leurs allures par trop libres.

CHAPITRE IV

INDICATIONS DE LA CURE DE REPOS

DÉFINITIONS. — Dans cette partie seront exposées les indications ou les données sur lesquelles on doit se baser pour faire la cure de repos.

La cure de repos est prescrite d'après les indications de la maladie.

Ces indications sont fournies par :

1° L'état général ;

2° Le thermomètre ;

3° Le pouls ;

4° La respiration ;

5° Le poids ;

6° L'expectoration ;

7° L'auscultation ;

8° L'hémoptysie.

Le nombre d'heures que le malade doit consacrer à la cure de repos est plus ou moins grand suivant la gravité de la maladie.

A un malade très gravement atteint, il faut beaucoup de repos.

A un malade peu gravement atteint, il faut peu de repos. Toutefois, le minimum de la cure de repos est de 9 heures de lit la nuit et de 6 heures de chaise longue le jour.

Au-dessous de ce chiffre, 6 heures de chaise longue le jour, on ne peut pas dire qu'il y ait cure systématique de repos. Car beaucoup de personnes se reposent 4 heures dans la journée sans pour cela avoir pensé à suivre une cure de repos. Par exemple, les soldats faisant l'exercice dans le courant de la journée ont au moins 4 heures de repos, et plusieurs les utilisent.

I. — L'État général.

L'état général du malade est constitué par l'ensemble des fonctions, qui s'accomplissent plus ou moins bien, avec plus ou moins de perfection.

Quand toutes les fonctions s'accomplissent bien, on dit que l'état général est bon.

Quand toutes les fonctions s'accomplissent mal, on dit que l'état général est mauvais.

Parmi les différentes fonctions, les unes sont plus importantes que les autres.

Ce qui donne la mesure de l'état général, c'est, en première ligne, le système musculaire.

La force musculaire est le critérium de l'état général.

Si la force musculaire est bonne, conservée, active, l'état général est bon.

Si la force musculaire est mauvaise, nulle, abolie, on dit qu'il y a faiblesse générale, et l'état général est mauvais.

La force musculaire ne suffit pas pour indiquer l'état général, car souvent les forces musculaires sont abolies à la suite d'un accès de fièvre intense, et cependant l'état général est bon.

La nutrition intime des tissus sert encore de critérium pour indiquer si l'état général est bon ou mauvais.

Si les tissus sont normaux, la peau de couleur normale, blanche rosée, sans être trop rouge ni trop pâle, si les muqueuses des lèvres et des yeux sont d'un rouge normal, on peut dire que la nutrition des tissus est bonne et que l'état général est bon.

Si la peau est pâle, d'un blanc pâle terreux, ou d'un blanc pâle jaunâtre, anémiée, si les muqueuses des lèvres et des yeux sont d'un blanc pâle cireux ou d'un blanc pâle jaunâtre, il y a anémie des tissus, vice de nutrition des tissus, et l'état général est mauvais.

L'état général comprend la généralité des fonctions, et c'est de l'ensemble de ces fonctions que l'état général reçoit son qualificatif de bon ou de mauvais.

La circulation donne également des renseignements sur l'état général. Elle est un témoin de l'état général bon ou mauvais. Elle suit en cela la tonicité musculaire, et si la circulation est défectueuse, ralentie, désordonnée, l'état général est mauvais.

La digestion donne aussi un aperçu de l'état général, sans pour cela constituer à lui seul un critérium de cet état général. Mais la mauvaise digestion, la paresse de la digestion, l'inappétence, le manque d'appétit, l'embarras gastrique accompagnent souvent le mauvais état général. Tandis que les bonnes digestions, le bon appétit sont signes d'un bon état général.

Chez le tuberculeux, l'état général est bon ou mauvais, suivant que l'empoisonnement tuberculeux est plus ou moins accusé.

Si l'empoisonnement tuberculeux est nul, l'état général est bon.

Si l'empoisonnement tuberculeux est accusé, violent, intense, l'état général est mauvais.

Il n'y a pas de mesure fixe, précise, pour apprécier l'état général et indiquer la quantité de repos nécessaire.

La fatigue est le meilleur critérium de l'état général et du repos nécessaire.

Quand le malade se fatigue vite, quand il ne peut pas faire de longue marche, quand il ne peut faire que quelques pas, le repos continuel s'impose.

Certains malades ne peuvent marcher, on est obligé de les soutenir par les bras, ou de les porter quand il leur faut quitter le lit, soit pour changer de lit, soit pour un autre motif. Il est bien évident que ces mlalades doivent garder le lit jour et nuit. Il ne faut pas leur demander de marcher, puisqu'ils ne peuvent pas.

Cependant, comme tout arrive en médecine, il est de ces malades, obligés de rester au repos jour et nuit, ne pouvant marcher, ne pouvant faire un pas, et qui demandent à aller à la cure de repos en plein air. Dans la bonne saison, on peut accéder à la demande de ces malades, même s'ils ont de la fièvre, mais ces cas sont des exceptions qui confirment la règle.

II. — LE THERMOMÈTRE.

Le thermomètre donne de très bonnes indications pour établir la durée du repos nécessaire au malade.

Les lois du thermomètre sont :

I. — *Au-dessus de 37°, fièvre* ;
II. — *Au-dessus de 37°, cure de repos.*

Ces lois ont pour corollaires les suivantes :

III. — *Au-dessus de 37° le matin, le lit* ;
IV. — *Au-dessous de 37° le matin, la chaise longue.*

La loi suivante est une loi de détail :

V. — Une heure de repos à la chaise longue par dixième de degré au-dessus de 37°.

VI. — Au-dessous de 37°, exercices permis.

VII. — Au-dessus de 38°, le lit jour et nuit.

COMMENTAIRES

Ire Loi. — Au-dessus de 37°, la fièvre

37° est la limite qui sépare l'état de fièvre de l'état normal.

A 37° il n'y a pas de fièvre.

A 37°,1 il y a de la fièvre.

La température doit être prise sous la langue, partie médiane.

D'après certains auteurs, 37°,1 serait la limite de la fièvre. Sans discuter pour si peu, on peut avoir une tolérance de un dixième de degré.

II° Loi. — Au-dessus de 37°, cure de repos.

C'est une loi générale. La tuberculose en activité se traduit par un peu de fièvre, par une température au-dessus de 37°. Souvent le diagnostic incertain s'établit par le thermomètre, qui traduit une température au-dessus de 37°. Dans ce cas, le traitement s'impose et la cure de repos doit être instituée.

Il arrive que des tuberculeux ne sont pas encore guéris et présentent cependant des températures au-dessous de 37° matin et soir. Ces tuberculeux doivent cependant se soumettre à la cure de repos car ils sont malades, tuberculeux, ils crachent, et l'auscultation traduit leurs lésions plus ou moins étendues.

A fortiori les tuberculeux qui ont une température au-dessus de 37° doivent se soumettre à la cure de repos.

Il y a cette différence que les tuberculeux ayant plus de 37° sont des tuberculeux à fièvre, ils ont des tuberculoses fébriles actives, pouvant progresser, marcher et envahir rapidement. Tandis que les tuberculeux n'atteignant pas 37° n'ont pas de fièvre, ont des tuberculoses torpides, à marche très lente ou nulle, ou même régressive.

IIIe Loi.— Au-dessus de 37° le matin, le lit.

Il est de règle que la température du soir est plus élevée que celle du matin. Cette règle souffre quelques exceptions, mais très rares.

Par conséquent, le malade qui a une température dépassant 37° le matin aura le soir une température encore plus élevée. Il n'y aura pas de rémission dans la fièvre. La fièvre est constante. Dans la lutte qu'il soutient contre le bacille le tuberculeux a le dessous.

Les températures dépassant 37° sont le signe de la défaite du tuberculeux luttant contre le bacille.

Les températures au-dessous de 37° sont le signe de la victoire du tuberculeux dans cette même lutte contre le bacille.

Le tuberculeux en état d'infériorité constante dans cette lutte contre le bacille doit se soumettre à un repos constant. Il doit garder le lit constamment jour et nuit.

Cet état d'infériorité, c'est le thermomètre qui le traduit par les températures dépassant 37°.

L'infériorité du tuberculeux est constante quand la température dépasse constamment 37°.

La cure de repos constant, celle qui est nécessaire dans ce cas, est donnée par le lit.

Toutefois, chez certains malades, on pourra remplacer le lit par la chaise longue pendant quelques heures de la journée. Ce fait ne sera pas cause d'interruption du repos et de la cure de repos. Le repos sera constant, sans interruption quoique la chaise longue soit utilisée. Le malade mettra très peu de temps pour s'habiller et ira de suite se reposer à la chaise longue.

La chaise longue sera mise dans la chambre à coucher. Car, autrement, le malade devrait parcourir un trajet beaucoup trop long pour ses forces ; pour aller à la cure il est obligé de monter et descendre des escaliers. Ce labeur peut être préjudiciable à son traitement.

Le malade prendra ses repas couché au lit ou allongé sur la chaise longue.

Toutefois, si la théorie est excellente et doit être appliquée, la pratique peut être plus flexible, plus souple, plus indulgente.

A $37°,1$ ou même $37°,2$ le matin, on pourra quelquefois permettre au malade de se lever.

Il faut tenir compte en effet des jours précédents et aussi de l'exactitude de la température.

Par température du matin on entend la rémission du matin, la température la plus basse du matin. Cette température minimum du matin se présente à des moments variables suivant les malades. Le plus souvent, elle se produit entre sept et huit heures, mais elle peut être influencée, par exemple, par le sommeil. La température prise immédiatement après le réveil est influencée par le sommeil qui a précédé, et elle est souvent plus élevée de trois ou quatre dixièmes de degré. Il faut alors chercher la rémission du matin et prendre la température un peu plus tard.

Le médecin qui aura lieu de croire que la température de 37°,3 n'est pas celle de la rémission matinale, s'il pense qu'elle est influencée par le sommeil ou une autre cause, tub, friction, émotion, etc., ce médecin pourra, malgré les 37°,3, conseiller au malade de se lever.

Mais si la température 37°,3 est journalière, si elle date de huit ou quinze jours, si elle est la vraie température matinale, la vraie rémission du matin, la température minimum du matin, alors le lit s'impose jour et nuit. La cure de repos constante s'impose, sans interruption, sans exercices surajoutés.

IVᵉ Loi. — Au-dessous de 37° le matin,
la chaise longue.

Quand le tuberculeux a une température au-dessous de 37°, il est en état de lutte avantageuse sur le bacille.

Dans ces conditions, il peut prendre quelques exercices, il peut faire quelques marches. Un exercice modéré lui est même nécessaire et salutaire.

L'exercice fait partie de la cure de repos. La nutrition intime des tissus en est meilleure et plus active. Les muscles qui fonctionnent sont le siège d'échanges nutritifs, et la nutrition générale étant meilleure, la lutte est plus active.

La chaise longue permet ces exercices courts et nombreux que le lit ne favorise pas.

Le malade au lit est obligé de se lever, de s'habiller pour faire sa promenade. Le fait de s'habiller est une fatigue qui prend ses forces et souvent les épuise. Puis le malade ne peut pas s'habiller chaque fois pour faire les deux ou trois promenades de la journée.

Sur la chaise longue, le malade est habillé, il peut très facilement faire tous les exercices qui lui conviennent, il marche, il joue, il cause, il se distrait, il fait de la photographie, il peut se livrer à ces petits exercices pendant quelques minutes, puis se reposer à la chaise longue, avant que la fatigue ne se produise.

Deux cas se présentent :

1° La température peut être au-dessous de 37°, matin et soir.

2° La température est au-dessous de 37° le matin et au-dessus de 37° le soir.

1° La température est au-dessous de 37° matin et soir.

Dans ce cas l'organisme est en état de supériorité constante sur le bacille. L'exercice peut être permis. Il est recommandé. Il doit contrebalancer le repos. Le repos seul favoriserait un embonpoint trop fort. Le tissu adipeux prendrait un développement trop grand. Sa graisse serait en trop forte proportion sous la peau.

Il est bon que le tuberculeux soit gras, mais la graisse ne suffit pas. Il faut d'abord

des muscles. Le repos seul, en favorisant la formation de graisse dans l'économie, tend à
diminuer l'importance et le volume des
muscles.

L'exercice venant après le repos contribue
à rétablir l'équilibre entre les tissus, entre les
muscles et la graisse ou tissu adipeux.

Quand le malade n'atteint pas 37° matin et
soir, c'est alors qu'il peut fabriquer de la
graisse, grâce à son alimentation abondante.

Au contraire, quand le tuberculeux a de la
fièvre et dépasse 37°, il brûle, pour satisfaire à
la fièvre, les aliments apportés par l'alimentation. On peut poser comme règle que le tuberculeux au-dessus de 38° n'engraisse jamais.

La graisse formée par le repos seul, sans
exercice, est de la mauvaise graisse. Les malades ont le teint blafard, jaune. Cette graisse
est formée par une sorte d'anémie, l'anémie
graisseuse. L'organisme ne brûlant pas, n'oxy-
dant pas tous les corps carbonés qui lui sont
apportés, ces corps carbonés ou hydrocarbonés encombrent l'organisme sous forme
de graisse.

Quand le malade n'atteint pas 37° matin et
soir, il devra faire six heures de cure de repos

par jour, il devra rester six heures par jour sur la chaise longue et faire des promenades plus ou moins longues.

Pour éviter l'embonpoint exagéré, il pourra faire, suivant ses forces et suivant l'état général, de 5 à 10 kilomètres par jour, en plusieurs fois.

De temps en temps, il pourra faire une petite excursion dans les environs, promenade plus longue, pouvant atteindre à elle seule 10 kilomètres. Ces jours d'excursion, avec les petites promenades de la journée, le tuberculeux aura fait 15 à 20 kilomètres.

Ces 15 ou 20 kilomètres ne sont pas à conseiller à tous les tuberculeux; mais certains tuberculeux qui vont très bien, qui n'ont plus de température depuis longtemps et qui touchent à la guérison, peuvent se livrer à ces exercices les jours où ils se trouvent bien disposés.

2° *La température est au-dessous de 37° le matin et au-dessus de 37° le soir.*

C'est-à-dire : *Il n'y a pas de fièvre le matin et il y a fièvre le soir.*

En principe, il faut réserver les exercices

pour les moments où il n'y a pas de fièvre, par conséquent pour le matin, et consacrer au repos tous les moments où la fièvre existe, c'est-à-dire l'après-midi et le soir.

Les malades de cette catégorie auront donc une règle de conduite basée sur la température.

Le matin, pas de fièvre. Le temps sera consacré à une promenade et aux travaux les plus indispensables et les plus fatigants, aux distractions qui demandent quelque mouvement et quelques petits efforts. Par exemple, dépouiller le courrier, écrire les lettres, la lecture des journaux, les solutions des affaires courantes, la photographie, etc. Tous ces petits travaux seront exécutés le matin et non l'après-midi.

La plus grande promenade de la journée se fera le matin. Cela ne veut pas dire que cette promenade sera longue, mais elle sera la principale et la seule importante.

L'après-midi et le soir, temps où la température est élevée au-dessus de 37°, seront consacrés au repos sur la chaise longue.

L'après-midi, le malade pourra bien faire quelques petites promenades, mais elles seront très courtes et presque obligatoires. Ce sera le trajet pour aller à la cure, à la salle à manger ou à la chambre à coucher.

Lors de la récréation, de 4 à 5 heures, le malade fera quelques pas, quelques centaines de mètres au plus, de façon à satisfaire l'activité spontanée.

Quoique courtes, les promenades étant nombreuses, le malade marche encore d'une façon très appréciable, et on peut proposer le détail de la journée ainsi conçu :

Lever.
Promenade, 1.000 à 2.000 mètres.
Cure de repos du matin.
Promenade avant le dîner, 100 mètres.
Promenade après le dîner, 300 mètres.
Cure de repos de l'après-midi.
Goûter.
Promenade après le goûter, 500 mètres.
Cure du soir.
Promenade avant le dîner, 100 mètres.
Dîner.
Promenade après le dîner, 200 mètres.

Ce qui fait un total de 2 à 3 kilomètres dans la journée, chiffre très modéré.

Il faut tenir compte de l'état général et, si le malade a des forces vives, malgré une température vespérale supérieure à 37°, il pourra faire quelques promenades. Il faut tenir compte aussi du résultat de l'exercice sur la température.

Chez certains malades, la marche et tout exercice même modéré déterminent une élévation de température très notable. Chez ces malades, il faut défendre la marche et les exercices. Il faut les réduire au minimum possible, suivant les indications que nous venons d'énoncer.

Il faut savoir dépister cette réaction à la fatigue, car souvent elle se produit sans que l'état général puisse la faire soupçonner.

La température de 3 heures et celle de 5 ou 6 heures comparées donneront souvent la mesure de cette susceptibilité.

La température de 5 à 6 heures étant prise après la promenade de la récréation, si cette température de 5 à 6 est plus élevée que celle de 3 heures, c'est qu'elle a été influencée par la marche et par les exercices de la récréation.

Ve Loi. — *Une heure de repos à la chaise longue par dixième de degré au-dessus de 37°.*

Il faut donner une mesure pour la durée du repos.

En règle générale, *plus le thermomètre sera élevé, plus le repos devra être prolongé.*

Toutefois, comme le tuberculeux doit effectuer un minimum de six heures de repos par jour, pour satisfaire à la loi il augmentera ces heures de repos à partir de 37°,6.

Au-dessous de 37°,6, il fera toujours six heures de chaise longue.

On aura l'indication suivante :

Repos prescrit au tuberculeux pendant le jour à la chaise longue :

à 37°
à 37°,1
à 37°,2
à 37°,3 } six heures de chaise longue.
à 37°,4
à 37°,5
à 37°,6
à 37°,7 : sept heures de chaise longue.
à 37°,8 : huit heures de chaise longue.
à 37°,9 : neuf heures de chaise longue.
à 38°   : dix heures de chaise longue ou le lit.

Ceci est théorique, mais donne une ligne de conduite.

En pratique, il faut être plus souple et plus large. Il ne faut pas oublier que le thermomètre ne donne pas à lui seul toutes les indications de la cure de repos. Il doit être associé aux indications de l'état général du pouls et de l'auscultation.

Au-dessus de 38°, le lit est prescrit jour et nuit.

Il est cependant des malades qui à 38°,2 et 38°,3 préfèrent la chaise longue. Mais dans ce cas ils ne devront se livrer à aucun exercice, ne pas se promener, réduire la marche au strict nécessaire pour aller à la chaise longue.

Il sera plus avantageux pour ces malades de mettre la chaise longue dans la chambre à coucher. La fatigue du trajet sera supprimée.

De même, certains malades présentant 37°,8 ou 37°,9 pourront ne faire que six heures de repos à la chaise longue, si l'état général est très bon, si la nutrition est excellente, si le pouls est bon et lent.

Il faut tenir compte du malade et de l'ensemble des symptômes qu'il présente.

VIe Loi.— Au-dessous de 37°, exercices permis.

L'exercice fait partie de la cure de repos, il

est le complément de cette cure, car l'exercice favorise la nutrition générale et les échanges nutritifs des tissus.

L'exercice modéré favorise l'augmentation du poids. Cette augmentation de poids est un bon signe, elle témoigne du bon état du malade et de sa marche vers la guérison. Tandis que la suppression complète d'exercice atrophie les muscles, diminue le volume des muscles et ne favorise pas la nutrition générale.

L'exercice ne doit pas être trop prolongé. Il ne doit jamais aller jusqu'à la fatigue.

Pour cela il faut que la marche, ou la promenade, soit courte, interrompue fréquemment par des moments de position assise.

Il y aura plusieurs petites promenades dans la journée, et elles seront courtes.

Les grandes promenades seront au nombre de deux :

1° *Promenade du matin*, c'est la plus importante, celle que l'on doit faire d'abord.

Le matin, la température est plus basse que le soir. Elle est, chez la généralité des tuberculeux qui vont bien, au-dessous de 37°. Le tuberculeux qui a moins de 37° le matin va bien. C'est à ce moment, le matin, qu'il fera sa promenade.

La promenade se fera après le petit déjeuner du matin, par exemple de 8 à 9 heures. Elle durera une heure ou une heure et demie environ. Dans cette promenade le tuberculeux pourra faire de 3 à 5 kilomètres avec des intervalles de repos.

Pour le même motif, à cause de l'absence de température élevée, tous les petits travaux seront exécutés le matin, pendant la cure de repos. Le courrier sera dépouillé, les lettres seront écrites, mais pas trop longues, ni en trop grand nombre ; la photographie sera surveillée.

2° *La seconde promenade* est la promenade du soir. Elle a lieu de 4 à 5 heures après le goûter. Cette seconde promenade est conseillée seulement aux tuberculeux qui n'ont pas de fièvre.

En théorie, on ne devrait pas la permettre au tuberculeux dont la température dépasse 37°. En pratique, on peut la permettre, avec quelques dixièmes au-dessus de 37°, à certains tuberculeux dont l'état général est bon.

Cette promenade sera plus ou moins longue. Elle sera toujours moins longue que la promenade du matin. Souvent les exercices qui ont lieu après le goûter, pendant la récréation, sont très peu de chose, le tuberculeux se livrant souvent à la conversation et s'asseyant très volontiers pour deviser des choses du jour.

Les autres petites promenades se font avant et après les repas, déjeuner et dîner.

Avant les repas, les malades vont de la cure de repos à la salle à manger. Ils peuvent faire le trajet direct s'ils sont fatigués. Ils peuvent allonger le trajet, faire une petite promenade d'un quart d'heure, suivant leurs forces et leur désir de marcher.

Après les repas, les promenades sont un peu plus longues, pour la généralité des tuberculeux qui usent de la chaise longue. Cette promenade facilite la digestion, elle active la circulation, elle fait office d'excitant général, de mise en train de l'activité générale.

Ces promenades sont coupées d'intervalles de repos. Elles sont toujours lentes et ne doivent pas s'accompagner de fatigue.

Pendant les promenades, le tuberculeux doit être bien couvert dans la saison froide. Il doit avoir soit un pardessus, soit une pèlerine. La pèlerine est un vêtement nécessaire au tuberculeux, car elle est légère et elle protège contre le vent d'une façon très efficace.

VIIe Loi. — Au-dessus de 38°, le lit jour et nuit.

Le tuberculeux qui est en état d'infériorité constante dans la lutte qu'il soutient doit garder le lit jour et nuit. Quand sa température dépasse 38°, cette lutte est active, épuisante, et le malade a besoin de toutes ses forces pour surmonter cet état d'infériorité. A plus forte raison, quand la température atteint 39° et 40°, le lit s'impose d'une façon absolue. Si quelques malades, dans les sanatoria, préfèrent aller sur la chaise longue et à la cure de repos, parce qu'ils sont avec d'autres tuberculeux, on doit prendre toutes les précautions pour que nulle fatigue ne survienne. On doit habiller le malade sans qu'il fasse aucun mouvement volontaire. On doit le transporter à la chaise longue.

III.— INDICATIONS DONNÉES PAR LE POULS.

Le pouls idéal est de 62 à 63 pulsations à la minute chez l'homme.

Toutefois, on admet que jusqu'à 70 pulsations à la minute le pouls est normal.

Chez le malade, le pouls peut être plus fréquent ou plus lent.

Le pouls lent est d'un bon signe. Il indique un pronostic favorable. La circulation du sang est bonne, normale, régulière, bien assurée.

Au contraire, un pouls fréquent est un signe désavantageux. Il indique un pronostic réservé.

Si le pouls est très fréquent, à 120 ou 140 pulsations par minute, le signe est mauvais, le pronostic est mauvais. La circulation du sang est défectueuse, anormale, irrégulière, mal assurée.

Chez les femmes et chez les enfants, le pouls bat un peu plus vite que chez l'homme. Normalement, il compte par minute environ 10 pulsations de plus que chez l'homme, il compte 70 à 75 pulsations par minute. Il faut tenir compte de ce fait dans les indications données par le pouls. Toutefois, on trouve certaines femmes vigoureuses et fortes, à tempérament calme, et dont le pouls bat, comme chez l'homme, à 62 pulsations à la minute.

Le pouls indique l'état de la circulation. La

lésion pulmonaire est un obstacle à cette circulation. Si la lésion pulmonaire est petite, si l'obstacle est petit, le cœur supplée facilement à ce travail surajouté, et la circulation n'en est pas troublée.

Mais si la lésion est très étendue, si elle comprend les deux poumons, l'obstacle est grand, la circulation en est gênée considérablement.

Tout le sang doit passer par les poumons pour reprendre de l'oxygène au contact de l'air.

Or, la lésion pulmonaire empêche, à l'endroit où elle se trouve, le poumon de fonctionner. Là où se trouve une lésion tuberculeuse, le poumon ne fonctionne pas. La circulation pulmonaire respiratoire est entravée, gênée, ou même supprimée.

Si les points lésés sont nombreux, le sang n'a plus pour passer tous les petits vaisseaux ou petits canaux qui lui servent à l'état normal. Une partie de ces vaisseaux ou canaux sont oblitérés à la fonction pulmonaire.

De plus, la lésion supprime d'abord la fonction respiratoire du poumon, puis elle supprime une partie du tissu pulmonaire et forme une caverne pulmonaire.

L'obstacle apporté par ces lésions au cours du sang est parfois considérable. Le cœur est obligé de pousser le sang avec plus de vigueur. Le sang ne peut circuler avec sa vitesse voulue. Sa tension est augmentée, c'est-à-dire qu'il est poussé, comprimé avec plus de force.

Toutes ces conditions font que le cœur bat rapidement. Il pousse à chaque contraction une petite quantité de sang. Il ne peut passer dans le poumon, à chaque contraction, qu'une quantité moindre de sang. Pour suppléer à cette circulation diminuée, insuffisante, le cœur se contracte plus vite.

Mais cette contraction rapide du cœur traduit la difficulté de la circulation pulmonaire, et une condition de guérison pour toute lésion est que la circulation soit bien assurée. C'est le sang qui apporte les éléments devant servir à lutter contre le mal et devant assurer la guérison.

La circulation pulmonaire respiratoire se faisant mal, l'oxygène, aliment éminemment utile et indispensable, est diminué. Souvent l'organisme n'en a pas assez, et le fait se traduit par de la cyanose, c'est-à-dire par une teinte bleuâtre de la face et surtout des lèvres.

Le sang ne possédant pas son aliment oxygène est inapte à lutter contre le bacille, aussi la cyanose est un mauvais signe.

La congestion pulmonaire se traduit aussi par de l'oppression. C'est un accident aigu auquel il faut remédier par les toniques nerveux. Ergotinine, digitaline, aconitine, adrénaline, etc., et par des ventouses et des sinapismes.

Cet accident aigu est moins grave que la fréquence du pouls, car le pouls fréquent indique un état persistant, continuel, dû à une lésion organique, tandis que la congestion aiguë est souvent le résultat d'un réflexe.

Le pouls lent est d'un pronostic favorable.

Le pouls peut descendre jusqu'à quarante-quatre pulsations par minute, quoique ce chiffre soit très rare.

Le pouls donnera une échelle de la gravité de la maladie, de la difficulté de la circulation, et par suite du repos nécessaire.

Car il est bien évident que, si la circulation est déjà difficile, il ne faut pas la rendre plus difficile encore par des efforts musculaires, qui obligeraient le cœur à un travail bien plus grand.

Le pouls donne aussi la mesure des exercices permis.

Pulsations :

De 50 à 55   six heures de travail permis
— 55 à 60   cinq heures   —
— 60 à 65   quatre heures   —
— 65 à 70   trois heures   —
— 70 à 75   deux heures   —
— 75 à 80   une heure   —

Ceci est théorique et est proposé pour donner une indication générale.

Le tuberculeux ne doit pas faire d'exercice qui fasse monter le pouls à 90 pulsations.

Chez certains malades, une promenade lente, courte, en plaine, fait monter le pouls au-dessus de 90 pulsations.

Chez ces malades, le pouls indiquera l'exercice défendu.

Comme indication des heures de repos donnée par le pouls, on aura :

Jusqu'à 80 pulsations, six heures de repos.
De   80 à 85   —   sept heures   —
—   85 à 90   —   huit heures   —
—   90 à 95   —   neuf heures   —
—   95 à 100   —   dix heures de repos
                                   ou le lit.

Et encore vaut-il mieux prescrire le lit jour et nuit à partir de 90 pulsations.

Comme plusieurs malades ne pourraient se plier à une règle aussi dure, on leur prescrira le plus de repos possible sur la chaise longue.

A partir de 90 pulsations, l'exercice, la marche, les travaux fatigants seront défendus.

Toutes ces données si régulières, si précises, sont théoriques. Elles peuvent souffrir une certaine latitude, une certaine élasticité d'interprétation. Car il faut tenir compte aussi des autres données : état général, respiration, température, expectoration.

Mais, dans les grandes lignes, ces principes donnent la marche à suivre.

IV.— INDICATIONS DONNÉES PAR LA RESPIRATION.

L'oppression, la difficulté de respiration exigent le repos absolu, complet, continuel.

La respiration et le pouls donnent des indications identiques, car ils sont sous la dépendance l'un de l'autre.

L'oppression, la respiration difficile est due à la congestion pulmonaire, à la difficulté de la circulation pulmonaire, et le pouls traduit lui aussi cette difficulté.

Cependant, ces deux indications sont souvent dissociées, et il arrive que le malade a le pouls fréquent sans avoir d'oppression marquée.

De même il arrive que, à la suite d'un effort violent, le malade a de l'oppression, sans pour cela avoir un pouls habituellement et constamment fréquent.

Un très bon critérium est donné par le nombre d'étages que le tuberculeux peut monter.

Si le tuberculeux ne peut monter qu'un étage, sa maladie est sérieuse, son état est grave.

Si le tuberculeux ne peut monter que deux étages, c'est déjà un bel effort, mais l'état du tuberculeux est encore à surveiller de près.

Le tuberculeux qui peut monter trois étages sans s'arrêter est dans un état satisfaisant.

Ce n'est pas à dire qu'il faille conseiller de monter les étages au tuberculeux, au contraire. Il faut défendre ces travaux, ces efforts qui sont considérables pour le poumon tuberculeux, et qui occasionnent rapidement la fatigue fonctionnelle, traduite par l'oppression.

L'oppression est le signe de la difficulté avec laquelle le poumon respire.

Le nombre des mouvements respiratoires est de 16 (ou 18) à la minute.

Si ce chiffre est dépassé sans motif, il est l'indication du repos nécessaire.

Si la respiration dépasse d'une façon continue et constante 18 mouvements respiratoires à la minute, la cure de repos continue s'impose.

Si pour une petite marche, pour un léger effort l'oppression survient, si les mouvements respiratoires sont accélérés, le tuberculeux doit tenir compte de ce résultat et ne pas s'exposer de nouveau à cette oppression, signe de congestion dangereuse.

C'est pour ce motif que tout effort brusque est défendu, par exemple, sauter, faire un bond. Sauter est un effort unique qui nécessite une seule contraction musculaire ; mais cet effort, quoique unique, peut être suivi de congestion pulmonaire et d'oppression persistante.

A plus forte raison courir est défendu.

Courir détermine des mouvements saccadés de la respiration chez l'homme sain. Chez le tuberculeux, courir détermine de l'oppression persistante exagérée pouvant amener la mort.

Monter, marcher dans un chemin montant est défendu au tuberculeux, car ses poumons se congestionnent. S'il y est obligé, le tuberculeux montera très doucement en s'arrètant très souvent et chaque fois qu'il sentira la moindre fatigue pulmonaire.

Dans le même ordre d'idées, les sports sont défendus : nager, lutter, faire de la bicyclette. Il en est de même de tous les exercices violents.

V. — Indications données par le poids.

Le poids est un bon critérium pour le pronostic.

Quand le malade augmente de poids il va bien.

Quand le malade diminue de poids il va mal.

C'est la règle.

Cependant, il y a des malades qui engraissent, qui augmentent de poids et qui vont mal, car ils meurent gras.

Cela veut dire que le poids ne donne pas une nature absolue de l'état de santé du tuberculeux. Mais cependant, dans la généralité des cas, l'amélioration et l'augmentation de poids coïncident.

De même la diminution de poids et l'aggravation de la maladie coïncident.

La diminution progressive du poids est un mauvais signe sans exception.

Quel est le poids de l'homme sain ?

La loi est :

Le poids de l'homme est égal en kilogrammes au nombre de centimètres dépassant le mètre dans la mesure de la taille.

Exemple, un homme de 1 m. 75 devra peser 75 kilogrammes.

Un homme de 1 m. 60 devra peser 60 kilogrammes.

Il y a une marge de 10 kilogrammes en plus ou en moins, dans laquelle est compris l'état de santé, mais pour le tuberculeux il vaut mieux dépasser le poids normal que rester en dessous.

Par conséquent, pour que le tuberculeux soit en bon état et présente un embonpoint satisfaisant, il pourra peser 10 kilogrammes de plus que la loi ne l'indique.

Le tuberculeux de 1 m. 75 pourra peser 85 kilogrammes.

Le tuberculeux de 1 m. 60 pourra peser 70 kilogrammes.

Il est bon de ne pas dépasser cette mesure de 10 kilogrammes au-dessus des centimètres de la taille, car l'organisme serait surchargé de graisse et inutilement. Un excès de poids est souvent nuisible.

Comment arriver à ne pas peser trop, tout en continuant la cure de repos ?

C'est par l'exercice.

Le tuberculeux, quoiqu'il aille très bien, quoique son poids soit satisfaisant, quoiqu'il soit gras et bien portant, le tuberculeux, tant qu'il est malade, doit satisfaire à la cure de repos. Il doit faire un minimum de six heures de chaise longue par jour.

Mais, pour brûler les éléments que lui apporte la nutrition, pour ne pas les emmagasiner sous forme de graisse quand il en a trop, il doit faire de l'exercice.

C'est alors que les grandes marches de 10 à 15 kilomètres sont salutaires. Le tuberculeux pourra faire tous les matins son tour de campagne et faire 8 à 10 kilomètres, davantage si la fatigue ne vient pas et si les forces le permettent. Il développera de la sorte le système musculaire et l'aptitude à lutter contre la maladie.

Cependant, il ne faudrait pas en conclure que plus l'homme est musclé, fort et robuste, plus il est apte à lutter contre le bacille. Cela n'est pas, et les hercules, plus musclés et plus forts que la moyenne des gens, ont une prédisposition particulière à devenir tuberculeux.

Pour donner les indications du poids par rapport à l'exercice, on aura la loi :

Un kilomètre de promenade supplémentaire par kilogramme dépassant le poids normal.

Le tuberculeux pesant 1 kilogramme de plus que le poids normal fera 1 kilomètre.

Le tuberculeux pesant 5 kilogrammes de plus que le poids normal fera 5 kilomètres.

Le tuberculeux pesant 10 kilogrammes de plus que le poids normal fera 10 kilomètres.

Prenons un exemple :

Le tuberculeux ayant 1 m. 75 de taille devra peser 75 kilogrammes.

A 75 kilogrammes, poids normal, il fera les petites promenades, avant et après chaque repas, promenades prescrites au sanatorium, mais qui sont très courtes et qui servent de délassement. Ces promenades sont des exercices très modérés.

A 76 kilogrammes, ce tuberculeux pesant 1 kilogramme de plus que le poids normal, fera, comme le précédent, les petites promenades avant et après les repas, promenades servant de délassement, mais, en plus, il fera une promenade supplémentaire de 1 kilomètre : c'est la promenade supplémentaire.

A 77 kilogrammes, ce tuberculeux pesant 2 kilogrammes de plus que le poids normal, fera, comme tous les malades, les petites promenades avant et après les repas, servant de délassement, mais en plus il fera une promenade de 2 kilomètres, promenade supplémentaire.

A 80 kilogrammes, ce tuberculeux pesant 5 kilogrammes de plus que le poids normal fera une promenade supplémentaire de 5 kilomètres. Il pourra la partager en deux et en faire la moitié le matin après le déjeuner, l'autre moitié le soir après le goûter.

A 85 kilogrammes, ce tuberculeux pesant 10 kilogrammes de plus que le poids normal, fera une promenade supplémentaire de 10 kilomètres. Il pourra toujours partager cette promenade en deux et faire 5 kilomètres le matin, après le petit déjeuner, et 5 kilomètres le soir, après le goûter.

Toutefois, faire une promenade supplémentaire de 10 kilomètres chaque jour serait quelquefois trop demander. Certains tuberculeux pourront la faire, tous ne le pourront pas. Il ne faut pas être exclusif et il faut toujour tenir compte du malade.

La loi pourra être satisfaite en faisant des promenades supplémentaires, deux ou trois par semaine, et en dehors du sanatorium.

Pour la durée de la cure du repos, le poids donnera également des indications.

Principe : *Diminution de poids, cure de repos.*

Loi. — Une heure de repos par kilogramme de poids manquant.

Ceci est une loi à appliquer aux travailleurs

qui ne peuvent supprimer complètement leur travail.

Le tuberculeux doit faire un minimum de six heures de repos par jour, même s'il dépasse le poids normal, à plus forte raison s'il ne l'atteint pas.

Si le tuberculeux n'atteint pas son poids normal, cela ne veut pas toujours dire qu'il aille mal.

Il y a beaucoup d'hommes sains qui ne pèsent pas le poids normal et qui se portent très bien.

Il y a beaucoup de tuberculeux auxquels il manque 2 ou 3 kilogrammes, et qui vont très bien. Mais quand le tuberculeux perd du poids, quand il diminue de poids, il faut faire attention. Quand le tuberculeux ne pèse pas son poids normal, il vaut mieux penser que c'est la maladie qui en est cause et agir en conséquence.

D'après la loi, quand le tuberculeux aura 6 kilogrammes en moins il pourra s'en tenir à six heures de chaise longue.

Quand le tuberculeux aura 7 kilogrammes en moins, il fera sept heures de chaise longue.

Quand le tuberculeux aura 8 kilogrammes

en moins, il fera huit heures de chaise longue.

Pour 9 kilogrammes en moins, il fera neuf heures de chaise longue.

Et pour 10 kilogrammes en moins, dix heures de chaise longue, ou le lit jour et nuit.

Le tuberculeux auquel il manque plus de 10 kilogrammes doit garder le lit jour et nuit, il n'a pas son poids, il court des dangers.

Tout ceci est théorique. Il ne faut pas prendre toujours la théorie au pied de la lettre, il faut savoir la comprendre et la mettre en pratique, mais il faut bien cependant donner la théorie et proposer des points de repère.

Il ne faut pas oublier, non plus, qu'il faut tenir compte de l'ensemble des indications et que le poids seul ne suffit pas pour établir le pronostic. Ce qui est important, c'est de ne pas oublier ce principe :

Diminution de poids, mauvais signe.

VI. — INDICATIONS DONNÉES PAR LES CRACHATS.

L'expectoration donne aussi quelques indications sur la durée de repos nécessaire.

Ce signe est moins précis que les précédents, mais il faut en tenir compte. La loi est :

Expectoration abondante, beaucoup de repos.

Expectoration peu abondante, exercices permis.

On doit considérer *la quantité* et *la qualité*.

La quantité. — La quantité des crachats varie beaucoup chez les tuberculeux. Elle peut varier de o à 25o grammes, soit en volume de o à un quart de litre.

La quantité de crachats donne des indications dont il faut tenir compte. Le malade qui crache 25o grammes doit fournir à une dépense considérable. Les crachats sont formés par des éléments identiques à ceux des tissus humains. Cellules blanches, sels, phosphates, carbonates de soude, de chaux, de potasse, de magnésie, des chlorures, des éléments albuminoïdes. Cette déperdition est cause d'une fatigue et d'un épuisement considérables de l'organisme. Le repos doit suppléer à ce travail considérable de fabrication des crachats.

Les crachats sont constitués en grande partie par des sécrétions albuminoïdes, et ces éléments albuminoïdes doivent être prélevés sur l'organisme. Ils sont éliminés au détriment de l'organisme. L'organisme doit à son tour les emprunter à la nutrition, c'est le repos qui favorisera le mieux cette nutrition et l'apport d'éléments albuminoïdes nouveaux.

La quantité des crachats est le signe de l'étendue des lésions et de leur activité.

Il est de toute évidence qu'une maladie grave demande beaucoup de repos. Quand les crachats seront abondants, ils nécessiteront un repos prolongé, et cela, même si le pouls, la température, la respiration ne donnent aucun signe défavorable. Certains malades s'épuisent à cracher beaucoup sans fièvre et sans oppression.

La qualité. — Les crachats sont, par ordre de gravité :

1° Liquides purulents.

Verts
Jaunes } plus lourds que l'eau.
Blancs

Les crachats tombent au fond de l'eau en masse compacte.

2° Blancs surnageants.

Blancs, à contours irréguliers, arrondis, à surface irrégulière, anfractueuse.

Blancs, transparents, avec quelques traînées de parcelles blanches, opaques.

3° Transparents, filants.

1° *Crachats liquides purulents*. — Les crachats formés par un liquide purulent sont les plus graves. Ils indiquent une plaie pulmonaire ulcérée, une ulcération pulmonaire sans tendance à la cicatrisation. Le pronostic est très grave.

Il faut agir contre ce signe par le traitement le plus sévère, le repos complet absolu, le lit jour et nuit.

2° *Les crachats plus lourds que l'eau*. — Les crachats plus lourds que l'eau, tombant au fond de l'eau, sont verts, jaunes ou blancs.

Les crachats verts et les crachats jaunes sont plus graves que les crachats blancs. Les microbes qui les produisent (staphylococcus aureus, staphylococcus citreus et autres pyogènes, streptocoques, pneumonocoques ou bacilles) sont plus difficiles à vaincre que les microbes du crachat blanc (staphylococcus albus et autres pyogènes).

Ces crachats qui tombent au fond de l'eau, dans le crachoir, sont plus graves que ceux qui surnagent.

Ces crachats lourds sont signe de pneumonie, d'hépatisation, c'est-à-dire : ils sont signe que le poumon est pris en bloc et est le siège d'un travail analogue à la pneumonie.

Le poumon, siège de cette lésion, est dur, ne respire pas, n'est pas perméable à l'air. La région est momentanément supprimée au point de vue fonctionnel.

Les crachats en s'améliorant, à mesure que le tuberculeux guérit, passent du vert et du jaune au blanc, puis du blanc lourd au blanc surnageant.

3 *Crachats blancs surnageants.* — Les crachats blancs surnageants sont le signe d'une étape importante de la maladie. La maladie entre dans une période favorable. La gravité de la maladie est moindre. La guérison s'entrevoit, l'amélioration est constatée.

Les crachats blancs surnageants peuvent être en nombre plus ou moins grand, et leur quantité donne également un pronostic. Tant que l'expectoration est abondante, le pronostic est sérieux; par conséquent le repos constant et prolongé doit être prescrit.

Les crachats blancs, en s'améliorant, changent de forme. Leur surface devient granuleuse, mamelonnée, comme boursouflée.

Ces crachats, à surface irrégulière, sont le produit de la sécrétion morbide des bronches et des alvéoles pulmonaires. Parfois, on peut reconnaître la forme des bronches.

Quelquefois, la surface de ces crachats ressemble à du vermicelle cuit, donnant ainsi l'empreinte des petites bronches.

Souvent, ces crachats ressemblent à une amygdale un peu volumineuse, hypertrophiée, à surface irrégulière et à anfractuosités. On peut l'appeler *crachat amygdaloïde*, ou plus improprement crachat amygdalien.

A mesure que le tuberculeux guérit, ce crachat devient transparent. Il est d'abord transparent avec quelques traînées blanchâtres, puis il devient complètement transparent.

Le crachat transparent forme la troisième étape du crachat.

1ʳᵉ Étape. — Crachat vert, jaune, blanc, plus lourd que l'eau.

2ᵉ Étape. — Crachat blanc opaque surnageant.

3ᵉ Étape. — Crachat transparent.

Le crachat transparent est dû à la sécrétion de la muqueuse pulmonaire. Sécrétion maladive, il est vrai, mais sécrétion par une surface muqueuse sans érosion. Tandis que le crachat blanc est le produit d'une formation purulente, d'une suppuration muco-purulente. Il est formé de cellules blanches, cellules de la suppuration. Il est produit par une plaie pulmonaire, par une érosion de la muqueuse pulmonaire. La dépense de l'organisme est une dépense d'éléments figurés, une dépense de cellules phagocytes, une dépense de soldats qui meurent.

Le crachat transparent, produit d'une sécrétion muqueuse, épuise beaucoup moins l'organisme.

Ces crachats transparents peuvent être cependant assez abondants s'ils sont fournis par une surface pulmonaire étendue. Ils sont le résultat de la sécrétion muqueuse du poumon et des bronches, ils sont aussi le résultat de la sécrétion muqueuse des cavernes.

La caverne qui se cicatrise se tapisse à l'intérieur d'un tissu muqueux, d'un revêtement muqueux qui donne une sécrétion muqueuse. Et quoique cette sécrétion muqueuse ne soit pas normale, on peut dire que cette caverne est la forme de guérison de la tuberculose pulmonaire.

Toutefois, il ne faut pas que cette sécrétion muqueuse soit trop abondante, car, étant formée d'éléments albuminoïdes, elle fatigue et épuise l'organisme.

Peu abondante, c'est un exutoire par où l'organisme élimine les produits en excès et nuisibles de l'économie. C'est une porte ouverte par où passent certains déchets inutiles, et qui donnent lieu, chez d'autres individus, à des maladies de peau, à des diathèses herpétiques et goutteuses.

Il faut tenir compte de la quantité et de la qualité des crachats. Au-dessus de la valeur d'une tasse à café, l'expectoration est abondante. Elle impose un repos prolongé et beaucoup de réserve dans les exercices journaliers.

Quand le malade crache la valeur de deux coquetiers ou d'un coquetier, son expectoration est peu abondante. Il peut se borner à six heures de repos par jour et prendre quelques exercices.

On a la loi empirique suivante :

Il faut deux mois de traitement par crachat expectoré dans les 24 heures.

Il s'agit de crachats blancs opaques.

D'après la loi, le malade qui crache 6 crachats en 24 heures devra se soigner un an pour guérir.

Le malade qui crache 12 crachats blancs opaques en 24 heures devra se soigner pendant 2 ans pour guérir.

Le malade qui crache 24 crachats opaques en 24 heures devra se soigner pendant 4 ans pour guérir.

Les crachats sont plus ou moins gros, mais ceux que le malade expectore le matin, en faisant *la toilette des poumons*, sont tous à peu près de la même dimension, et ce sont ceux qui donnent la mesure de l'expectoration. Ils ont environ le volume d'une noisette ou d'une petite noix. Il est bien évident que le crachat gros comme une lentille ou comme un petit pois ne doit pas être considéré comme le crachat de la grosseur d'une noix.

Dans les cas moyens, quand le tuberculeux a un pronostic favorable, il crache le matin la plus grande partie de l'expectoration de la journée, soit 10 à 15 crachats, et le soir vers 5 heures de nouveau de 2 à 5 crachats. Dans le reste des 24 heures il crache encore deux ou trois fois.

L'expectoration plus abondante est grave. Quand le malade est obligé de faire en 24 heures deux fois la toilette des poumons, le matin à 7 heures et le soir à 5 heures, son état est mauvais. Il crache alors constamment, une fois par heure, en dehors des nettoyages, et même pendant la nuit il se réveille vers 3 ou 4 heures du matin pour cracher et commencer son nettoyage pulmonaire.

En règle générale et approximative on peut dire :

Une heure de repos pour 5 crachats en 24 heures;

à 30 crachats, 6 heures de repos
à 35 crachats, 7 heures de repos

à 4o crachats, 8 heures de repos
à 45 crachats, 9 heures de repos
à 5o crachats, 10 heures de repos
ou le lit jour et nuit.

Ceci est approximatif et est beaucoup trop large pour bien des malades.

Il y a, en effet, des malades qui crachent très peu, 2 ou 3 crachats par jour, et qui vont mal, puisqu'ils meurent.

VII. — INDICATIONS DONNÉES PAR L'AUSCULTATION.

L'auscultation donne des indications sur la cure du repos, mais le plus souvent l'auscultation vient seulement confirmer les indications données par les signes précédents, l'état général, le pouls, le thermomètre, les crachats, le poids.

Loi :

Quand les lésions sont étendues, cure de repos.

Quand les lésions sont en activité, cure de repos.

La cure de repos doit être constituée alors par le séjour au lit jour et nuit.

L'auscultation donnera des indications spéciales quand une lésion très étendue, par exemple une plèvre humide, ne se traduira ni par une température élevée, ni par une expectoration abondante, ni par un état général mauvais.

Il y a des pleurésies à épanchement abondant, qui se promènent. C'est-à-dire il y a des tuberculeux porteurs de lésions pleurales très étendues et très accusées et qui peuvent cependant se lever, marcher, se promener.

Dans ce cas l'auscultation traduira la lésion étendue et donnera l'indication de la cure de repos constante, jour et nuit. C'est-à-dire le lit jour et nuit.

VIII.—Indications données par l'hémoptysie.

L'hémoptysie exige le repos absolu, le plus complet. Le lit immédiatement, la position couchée du côté de l'hémoptysie, du côté du poumon hémoptoïque, l'immobilité du thorax, les bras immobiles.

Ne pas tousser, retenir la toux et, pour éviter les réflexes parfois insurmontables, prendre un calmant, opium, codéine ou morphine.

Conserver l'immobilité absolue de tout le corps.

Ne pas prononcer une parole et répondre au médecin par oui ou par non. Ne pas recevoir de visites. Il ne doit rester auprès du malade qu'une personne pour le soigner.

Ces moyens, relevant du repos absolu, suffisent le plus souvent pour arrêter une hémoptysie.

On peut cependant aider le malade à arrêter son hémoptysie, en lui donnant des toniques nerveux, vaso-constricteurs : l'ergotinine, l'adrénaline. La glace appliquée sur les parties donne lieu à un réflexe qui arrête parfois le sang immédiatement.

La glace appliquée localement au point congestif donne de très bons résultats. Il faut qu'elle soit appliquée sans interruption avec les précautions d'usage.

En général, l'hémoptysie n'est pas un symptôme grave. Ces formes de tuberculose guérissent facilement. Ce sont les formes que

les médecins aiment à soigner. Car le malade
a peur, il est docile, il se soumet à la cure de repos sans discuter et il guérit plus rapidement.

Souvent l'hémoptysie est signe d'un point
congestif d'une lésion locale en activité, d'une
poussée inflammatoire. Dans ce cas, la glace
locale est excellente, car en arrêtant l'hémoptysie elle arrête en même temps l'inflammation
locale, le processus inflammatoire. Elle fait
baisser la température et avance la guérison.

L'hémoptysie est souvent occasionnée par
des efforts des poumons à la suite de rire,
causer, chanter, tousser. Elle est toujours
l'indication la meilleure et la plus pressante
pour imposer le repos complet absolu constant au poumon et à tout l'organisme.

CHAPITRE V

VARIÉTÉS DE LA CURE DE REPOS

La cure de repos peut se faire au lit ou à la chaise longue.

I. Cure de repos au lit.

Le tuberculeux peut faire la cure de repos au lit, sans avoir de chaise longue. Mais la chaise longue présente des avantages tels, que tout tuberculeux doit en avoir une.

La cure de repos faite au lit présente des particularités. C'est la meilleure. Le repos au lit est préférable au repos sur la chaise longue.

Le repos au lit est plus parfait, plus complet, plus régulier. Les membres, l'abdomen, le thorax ne sont pas serrés et emprisonnés par les vêtements. La circulation périphérique en est meilleure. Les organes internes sont plus libres, et leur circulation est mieux assurée.

Le malade, étant déshabillé dans son lit, ne peut se lever pour satisfaire l'activité naturelle qui nous pousse à marcher, et le repos en est plus régulier.

Le repos au lit peut très bien être assuré dans la journée.

Ordinairement le lit est réservé pour le sommeil et pour le repos qui avoisine les moments du sommeil. Mais le lit peut très bien être utilisé pour la cure de repos dans la journée.

Si l'on ne prescrit pas le lit dans la journée, si l'on remplace le lit par la chaise longue, c'est que, pour beaucoup de malades, leur imposer le lit jour et nuit serait leur demander un effort au-dessus de leurs forces. Il vaut mieux demander le nécessaire et l'obtenir.

La cure de repos faite tout entière au lit consiste à rester au lit jour et nuit sans interruption.

Cette cure, ce repos, cette station de rester couché au lit sans interruption est souvent nécessaire et prescrite par les règles du traitement, lorsque l'état général, la fièvre ou le pouls l'indiquent.

Mais, dans les bons moments de la maladie, le tuberculeux qui use du lit seul, à l'exclusion de la chaise longue, ce tuberculeux peut se lever pour faire ses repas de midi et du soir. Il fait les promenades réglementaires après chaque repas. Il fait sa toilette du matin après le petit déjeuner. De la sorte, il satisfait à la cure de repos et aux exercices qui en sont le complément, tout en usant du lit seul. Il en est quitte pour s'habiller et se déshabiller un peu plus souvent.

Cependant il arrive ordinairement que le malade qui s'est levé pour le repas de midi ne se lève pas pour le repas du soir. A partir de cinq heures, il est tard pour se lever, et, la journée étant presque terminée, le malade préfère rester couché.

C'est une excellente méthode qui est utilisée surtout par les malades ayant besoin de beaucoup de repos, et pour lesquels le séjour continuel au lit est une difficulté trop grande à surmonter, une cause d'ennui qui influe sur le moral d'une façon désavantageuse, en le déprimant et en provoquant les idées noires.

II. Cure de repos au lit et a la chaise longue.

L'association du lit et de la chaise longue peut être variable, la chaise longue étant utilisée plus ou moins longtemps dans la journée, à la place du lit.

Le jour étant divisé en trois parties, matinée, après-midi et soir, le soir prenant à partir de 5 à 6 heures, on a les associations suivantes :

1° *Lit*, nuit, matinée et soir ; *chaise longue*, l'après-midi ;

2° *Lit*, nuit et soir ; *chaise longue*, matinée et après-midi ;

3° *Lit*, nuit ; *chaise longue* toute la journée, matinée, après-midi et soir.

L'exercice est le complément de la cure de repos. Mais l'exercice ne se fait que lorsque le repos sur la chaise longue peut être utilisé toute la journée.

Quand le malade va assez bien pour utiliser la chaise longue toute la journée, la durée des exercices peut varier.

La cure de repos peut être plus ou moins longue. Les heures de repos nécessaires au tuberculeux en vingt-quatre heures sont plus ou moins nombreuses. Elles sont imposées par l'état général, par le pouls, par l'expectoration, par la fièvre, et suivant les indications données par la maladie, les heures de repos prescrites sont augmentées ou diminuées.

En ce qui concerne la cure de repos sur la chaise longue le jour :

Le minimum de la cure de repos est de six heures ;

Le maximum de la cure de repos est de dix heures.

Au-dessus de dix heures de repos nécessaires, il vaut mieux conserver le lit jour et nuit.

Les deux types extrêmes de la cure de repos sont :

1° La cure de repos au lit jour et nuit ;

2° La cure de repos au lit la nuit, et à la chaise longue le jour.

Les autres types servent d'intermédiaires, le séjour au lit étant plus ou moins prolongé dans la journée, le séjour à la chaise longue étant diminué d'autant.

TYPE I. — CURE DE REPOS AU LIT JOUR ET NUIT.

Certains malades doivent garder le lit jour et nuit sans interruption.

Ce sont surtout les malades fébriles, ayant une poussée aiguë, une température élevée de 38° à 40°, sans rémission matinale.

Ce sont encore les malades affaiblis par une fatigue ou un surmenage forcé, tel un voyage.

Ce sont les malades à érétisme cardiaque, c'est-à-dire ayant un pouls battant rapidement, soit par vice de fonctionnement du cœur, lésions valvulaires, faiblesse du muscle cardiaque, soit par gêne de la circulation pulmonaire, gêne occasionnée par les lésions étendues, et qui ne s'accompagnent pas toujours de température élevée.

Ce sont les malades à lésions étendues, quoique torpides, congestion et humidité pleurales, congestion et lésions pulmonaires étendues, cause d'affaiblissement de l'état général.

A ces malades, le lit est conseillé sans interruption.

Pour ces malades, le lit est indispensable, car ils trouvent au lit seulement le repos complet, le plus parfait et le plus réparateur.

A ces malades, le repos à la chaise longue est insuffisant, pour deux motifs :

1° Le repos à la chaise longue ne vaut pas

le repos au lit. La chaise longue n'est pas aussi moelleuse, elle est plus dure, moins souple, le corps est obligé de reposer sans prendre le contour de la chaise longue. La position est demi allongée, le buste étant plus on moins relevé.

Au lit, le repos est plus parfait, le corps repose par tous les points de contact, sur un plan souple, moelleux, se laissant déprimer facilement. Le corps est dans la position allongée, horizontale, et les organes reposent mieux, n'étant pas suspendus par leurs attaches.

2° Le repos à la chaise longue nécessite de nombreux mouvements, pour se lever, faire sa toilette, s'habiller. Tous ces travaux sont successivement pénibles pour certains malades, et ils ne peuvent les effectuer qu'avec une peine et une fatigue considérables et préjudiciables au traitement.

De plus, le malade à la chaise longue quitte la cure de repos pour peu de chose. Une distraction le fait se lever de la chaise longue. Il la quitte pour aller chercher un objet, un livre, une plume, et quelquefois seulement pour faire jouer ses jambes.

Pour tous ces motifs, le repos au lit s'impose à certains malades.

Il faut savoir faire la cure de repos au lit.

Le malade ne sera pas obligé de rester allongé toujours horizontalement dans la journée. S'il le préfère, il pourra s'asseoir dans son lit, ou bien avoir le buste très relevé par des coussins. Cette position est en effet mieux acceptée par les malades pendant la journée. Elle facilite la respiration chez beaucoup de tuberculeux, et en plus les menus travaux s'exécutent plus librement, lire, écrire, dessiner, ouvrages de crochet. Le malade a un horizon plus étendu, il voit mieux la chambre, les personnes qui y sont, et par la fenêtre ouverte il peut mieux voir la campagne, le paysage, le ciel, la lumière et profiter d'un spectacle souvent agréable.

Le malade au lit commence par prendre la température buccale le matin vers 7 heures, ou entre 7 et 8.

Il déjeune au lit, on lui porte son café au lait ou son chocolat, pain, beurre, miel.

Puis il fait sa toilette. Il se lave les mains et la figure avec une serviette. S'il ne peut le faire lui-même, un aide lui lave la figure et les mains. S'il le peut, le malade se lave les mains dans une cuvette.

Petit détail qui a son importance et qui est cause d'un peu de fatigue. La malade va à la garde-robe le matin de préférence. S'il peut se lever, il se sert de la chaise percée ; s'il est trop faible, il se sert du bassin spécial.

La toilette intime doit être faite à ce moment.

Tous ces petits travaux, déjeuner, toilette, etc., s'exécutent dans la matinée ; ils sont séparés par des intervalles de repos.

Le malade prend son grand déjeuner au lit.

Pour cela, il s'asseoit le plus commodément possible, soutenu par des coussins. Il se fait aider par une personne, qui lui rend tous les petits services nécessaires, couper le pain, la viande, verser à boire, enlever les assiettes, etc.

Le malade, après le déjeuner, se nettoie les dents et la bouche.

Après le déjeuner le plus souvent, le malade se couche dans la position horizontale. Le déjeuner a été une fatigue un peu plus grande que les précédentes, et le travail de la digestion qui succède est, lui aussi, une fatigue. Aussi le malade a besoin de se reposer, et pour cela il enlève les coussins.

Le malade fait ordinairement la sieste l'après-midi.

Au lit, on dort plus facilement, la digestion favorise le sommeil, elle supprime l'activité cérébrale, elle exige que la circulation soit facilitée, car elle congestionne plusieurs organes, le foie, l'estomac, le pancréas, l'intestin. Ces organes, congestionnés par la digestion, sont plus lourds; n'étant plus suspendus à leurs attaches ou ligaments, ils fonctionnent mieux.

La sieste a lieu jusqu'à 3 ou 4 heures. Le malade dort ce qu'il peut dormir; s'il ne dort pas, il sommeille, il ne bouge pas, il ne pense pas, il favorise le sommeil. Le repos en est meilleur et prolongé.

A 3 heures, le malade prend sa température sublinguale. A 3 heures veut dire entre 3 et 4 heures, c'est-à-dire avant le goûter.

A 3 heures et demie ou 4 heures le malade goûte, lait, café au lait, chocolat, pain, beurre, miel. Il peut ajouter des œufs, de la viande. Dans ce cas, il ne faut pas que le goûter porte préjudice au repas du soir. Quand le goûter est trop copieux, le malade n'a plus faim pour le dîner. Il vaut mieux se réserver pour le dîner, parce que c'est le dernier repas de la journée, l'interruption de la nuit met un grand espace de temps entre les deux repas, dîner du soir et déjeuner du matin. Il vaut mieux que le goûter soit un repas léger et qu'il ne soit pas trop abondant.

Après le goûter, repos, lecture, ou rien.

Le malade fébrile au lit ne doit pas recevoir de visites. Les visites sont une cause de fatigue considérable pour le malade.

Le malade pourra recevoir son médecin, sa famille, père, mère, frère ou sœur, les serviteurs ; toutes ces personnes sont les habituées de la maison, elles peuvent concourir aux soins. Mais ce malade ne devra pas recevoir d'étrangers. Et si, par hasard, il ne peut faire autrement que les recevoir, la visite devra être très courte, ou bien ces personnes devront s'asseoir dans la chambre et ne rien dire.

Il est des personnes qui ont une conversation fatigante et agaçante pour les malades. Ces personnes feront bien de garder le silence.

On ne peut pas refuser de voir un malade à des personnes qui ont fait 100 kilomètres dans ce but. On fera à ces personnes les recommandations de parler peu et de ne pas faire parler le malade. Au besoin, le médecin assistera à l'entretien et le supprimera dès qu'il y aura un signe de fatigue chez le malade.

Le soir, entre 5 et 6 heures, de préférence un peu avant 6 heures, le malade prendra sa température buccale. Chaque fois il doit noter cette température sur le carnet *ad hoc*.

Le soir, vers 7 heures, le malade dîne. Les mêmes soins et précautions que pour le déjeuner sont nécessaires au repas du soir.

Puis le malade se prépare à passer la nuit.

Le sommeil arrive à une heure plus ou moins tardive. Quand le sommeil se présente, le malade enlève ses coussins, ne garde qu'un oreiller, de façon que la position déclive favorise le sommeil, et il s'endort.

Il est bien entendu que, dans le courant de la journée, les prescriptions médicales sont exécutées, prise de tisane, de cachets, de potions, etc.

Le malade qui doit garder le lit jour et nuit a souvent besoin de prescriptions médicales, ne serait-ce que pour atténuer ses souffrances, et ces prescriptions doivent être exécutées suivant l'ordonnance.

TYPE II. — CURE DE REPOS LA NUIT AU LIT, LE JOUR A LA CHAISE LONGUE.

C'est le type le plus usité, celui qui sert le plus souvent aux malades de sanatorium.

Le tuberculeux en effet est un malade qui peut se livrer à un grand nombre d'exercices, quoique étant malade. Il peut effectuer un certain travail. Il est même très utile au tuberculeux de se livrer à quelques exercices dans la journée. Les exercices les meilleurs sont la marche. Ces exercices activent la nutrition intime des tissus, développent les muscles et conservent leur volume et leur capacité de travail, rendent l'organisme plus robuste et plus résistant. Si le tuberculeux ne se livrait à aucun exercice, ses muscles s'atrophieraient, la nutrition générale serait moins bonne, et la résistance aux germes tuberculeux moins active.

La chaise longue utilisée dans la journée rend les exercices plus faciles. Le malade étant tout habillé, alterne aisément les exercices et le repos à la chaise longue.

Il est bon en effet que ces exercices soient

courts, car ils ne doivent pas amener la fatigue. L'exercice qui amène la fatigue est trop prolongé, a duré trop longtemps. Tandis qu'un exercice court et suivi de repos a lieu sans fatigue, il est salutaire, il donne le résultat utile.

Tel est l'avantage de la chaise longue.

La journée de vingt-quatre heures peut se diviser en plusieurs parties :

Nuit. — De 8 heures du soir à 7 heures du matin, soit onze heures.

Matinée. — De 7 heures à midi, soit cinq heures.

Après-midi. — De midi à 5 heures, soit cinq heures.

Soir. — De 5 heures à 8 heures, soit trois heures.

Il existe autant de séances de repos correspondant à ces divisions.

La cure de repos avec le lit la nuit et la chaise longue le jour peut s'organiser de la façon suivante :

En règle générale, le malade passe à la chaise longue toute la journée, sauf le temps des repas et des promenades.

Il y a donc :

Une séance de chaise longue dans la matinée ;

Une séance de chaise longue l'après-midi ;

Une séance de chaise longue le soir.

Ces séances de chaise longue durent plus ou moins longtemps suivant la durée du repos nécessaire. Cette durée doit être plus ou moins grande suivant l'état du malade. Cette durée est réglementée par l'état général, le thermomètre, le pouls, l'expectoration.

Les limites extrêmes, les plus grandes, pour ces séances de chaise longue sont :

Séance de chaise longue de la matinée, de 8 heures à midi, soit une durée de 4 heures.

Séance de chaise longue de l'après-midi, de 1 heure à 4 heures, soit une durée de trois heures.

Séance de chaise longue du soir, de 5 à 7, soit une durée de deux heures.

En tout neuf heures de chaise longue.

Certains malades font une séance de chaise longue après le dîner, de 8 à 10, soit une durée de deux heures. Elle est prise sur la nuit. C'est une pratique courante dans les sanatoriums, tandis qu'elle n'est pas usitée dans les familles, car le malade va se coucher après dîner.

Cette séance de chaise longue prise sur la nuit remplace le repos au lit.

Dans ce cas le repos au lit a lieu de 10 heures du soir à 7 heures du matin, soit une durée de neuf heures.

Dans ces conditions, le total du repos à la chaise longue atteint le maximum de onze heures. Ce chiffre est très rarement atteint.

Le repos au lit de la nuit peut empiéter sur la journée. Le repos au lit peut se prolonger dans la matinée et, au lieu de neuf heures de lit, le malade pourra y rester douze ou treize heures.

Le malade pourra même rester au lit pendant certaines périodes de la journée. Il commence par rester le soir, puis le soir et l'après-midi, enfin il reste au lit l'après-midi et le matin ; de la sorte sont créés autant de types secondaires de la cure de repos.

Il ne faut pas confondre le type consistant à rester au lit la nuit, le soir, l'après-midi et la matinée, avec le type le lit jour et nuit.

Dans le type au lit la nuit, le soir, l'après-midi et la matinée, le malade se lève pour prendre ses repas, pour faire ses promenades, pour prendre sa récréation.

Tandis que dans le type le lit jour et nuit le malade ne se lève pas.

La durée du repos variant suivant le malade, nous allons donner une série d'horaires correspondant à chaque durée différente de la cure de repos.

Nous avons les différents horaires suivants :

1° Cure à six heures de chaise longue et neuf heures de lit.

2° Cure à sept heures de chaise longue et neuf heures de lit.

3° Cure à huit heures de chaise longue et neuf heures de lit.

4° Cure à neuf heures de chaise longue et neuf heures de lit.

5° Cure à dix heures de chaise longue et neuf heures de lit.

Cure à six heures de chaise longue et neuf heures de lit.

C'est le type le plus fréquemment employé par les malades.

Horaire à six heures de chaise longue.

Lit, de 10 heures soir à 7 heures matin, soit neuf heures.

Lever, 7 heures.

Petit déjeuner, 8 heures.

Promenade, jusqu'à 9 heures et demie.

Chaise longue, de 9 heures et demie à 11 heures et demie, soit deux heures.

Promenade, de 11 heures et demie à midi.

Déjeuner, de midi à 1 heure.

Promenade, de 1 heure à 2 heures et demie.

Chaise longue, de 2 heures et demie à 4 heures, soit une heure et demie.

Goûter, 4 heures.

Promenade, de 4 heures à 5 heures.

Chaise longue, de 5 heures à 6 heures et demie, soit une heure et demie.

Promenade, de 6 heures et demie à 7 heures.

Dîner, de 7 heures à 8 heures.

Promenade de 8 heures à 8 heures et demie.

Chaise longue, de 8 heures et demie à 9 heures et demie, soit une heure.

Coucher, de 9 heures et demie à 10 heures.

Soit un total de six heures de chaise longue.

Pendant la durée marquée pour les promenades, le tuberculeux ne marche pas tout ce temps, il peut s'asseoir, se reposer, interrompre sa promenade à volonté, surtout s'il est fatigué. Ce sont des flâneries, des récréations faisant diversion à la chaise longue.

Horaire pour dix heures de chaise longue par jour.

Lit, de 10 heures du soir à 7 heures du matin, soit neuf heures de lit.

7 heures, lever.

De 8 heures à 8 heures et demie, petit déjeuner et petite promenade.

De 8 heures et demie à midi, chaise longue, soit trois heures et demie.

De midi à 1 heure, déjeuner et petite promenade.

De 1 heure à 4 heures, chaise longue, soit trois heures.

4 heures, goûter.

De 4 heures à 5 heures, récréation.

De 5 heures à 7 heures, chaise longue, soit deux heures.

De 7 heures à 8 heures et demie, dîner.

De 8 heures et demie à 10 heures, chaise longue soit une heure et demie.

A 10 heures coucher.

Soit un total de dix heures de chaise longue.

Le repos total se compose de neuf heures de lit et dix heures de chaise longue, soit un total de dix-neuf heures.

Il reste cinq heures consacrées aux repas et aux petites promenades nécessaires pour les trajets de la cure à la salle à manger ou à la chambre à coucher.

Parmi ces cinq heures, les heures des repas sont des repos relatifs, puisque le malade est assis. Ce malade reste assis à table un total de trois heures. Il reste deux heures pour les différents trajets à effectuer.

Plusieurs malades aiment mieux ne pas faire de promenade après le repas et aller s'allonger sur la chaise longue immédiatement après avoir mangé, leur digestion est meilleure. Ces malades bénéficieront plus longtemps de la chaise, et leur cure de repos sera plus efficace, étant plus longue.

Entre ces deux horaires qui sont les extrêmes peuvent se trouver les horaires intermédiaires à sept heures, huit heures, neuf heures de chaise longue.

Ces heures peuvent être différemment associées. En prenant pour point de départ la cure à dix heures de chaise longue par jour, le malade supprimera une durée plus ou moins longue à chaque séance, d'un quart d'heure à une heure, de façon à assurer le nombre d'heures prescrit pour la chaise longue.

Le malade, suivant son désir, pourra supprimer beaucoup plus à une séance qu'à une autre.

Voici les horaires qu'il pourra utiliser :

Horaire à neuf heures de chaise longue par jour.

De 10 heures du soir à 7 heures du matin, lit, soit neuf heures de lit.

7 heures, lever.

De 8 heures à 8 heures et demie, petit déjeuner.

De 8 heures et demie à 9 heures, promenade.

De 9 heures à midi, chaise longue, soit trois heures.

De midi à 1 heure, déjeuner.

De 1 heure à 1 heure et demie, promenade.

De 1 heure et demie à 4 heures, chaise longue, soit deux heures et demie.

De 4 heures à 5 heures, goûter et promenade.

De 5 heures à 7 heures, chaise longue, soit deux heures.

De 7 heures à 8 heures, dîner.

De 8 heures à 8 heures et demie, promenade.

De 8 heures et demie à 10 heures, chaise longue, soit une heure et demie.

10 heures, coucher.

Total, neuf heures de chaise longue.

Horaire à huit heures de chaise longue par jour.

De 10 heures du soir à 7 heures du matin, lit, soit neuf heures de lit.

7 heures, lever.

De 8 heures à 8 heures et demie, petit déjeuner.

De 8 heures et demie à 9 heures et demie, promenade.

De 9 heures et demie à midi, chaise longue, soit deux heures et demie.

De midi à 1 heure, déjeuner.

De 1 heure à 1 heure et demie, promenade.

De 1 heure et demie à 4 heures, chaise longue, soit deux heures et demie.

De 4 heures à 5 heures, goûter et promenade.

De 5 heures à 6 heures et demie, chaise longue, soit une heure et demie.

De 6 heures et demie à 7 heures, promenade.

De 7 heures à 8 heures et demie, dîner, promenade après le dîner.

De 8 heures et demie à 10 heures, chaise longue, soit une heure et demie.

Soit un total de huit heures de chaise longue.

Horaire à sept heures de chaise longue par jour.

De 10 heures du soir à 7 heures du matin, lit, soit neuf heures de lit.

7 heures, lever.

De 8 heures à 9 heures et demie, petit déjeuner et promenade.

De 9 heures et demie à 11 heures et demie, chaise longue, soit deux heures.

De 11 heures et demie à midi, petite promenade avant le déjeuner.

De midi à 1 heure, déjeuner. ·

De 1 heure à 2 heures, promenade.

De 2 heures à 4 heures, chaise longue, soit deux heures.

De 4 heures à 5 heures, goûter et promenade.

De 5 heures à 6 heures et demie, chaise longue, soit une heure et demie.

De 6 heures et demie à 7 heures, petite promenade avant dîner.

De 7 heures à 8 heures et demie, dîner et promenade.

De 8 heures et demie à 10 heures, chaise longue, soit une heure et demie.

Soit un total de sept heures de chaise longue.

Il y a des malades plus sérieusement atteints qui ne peuvent aller à la cure et se reposer sur la chaise longue, parce que ce serait trop fatigant. Ces malades ne peuvent rester toute la journée au lit parce qu'ils s'y ennuient.

Ce sont des malades, qui d'après les données de la maladie, devraient rester au lit jour et nuit.

Mais comme l'ennui est un mauvais traitement, qu'il est préjudiciable à la guérison en déprimant le moral, il y a toujours moyen de trancher la difficulté.

Il faut tenir compte aussi de ceci, c'est que le malade dont l'état nécessite le lit jour et nuit, ce malade se livre toujours à un certain exercice dans son lit. Il remue les jambes, il se tourne, il s'asseoit, il remue les bras pour lire, écrire, se distraire, et ces mouvements ne lui sont pas préjudiciables, au contraire. Les malades qui ne peuvent faire aucun mouvement sont très rares. Ce sont des fébriles à température élevée, ou des malades atteints de complications aiguës graves.

Par conséquent, on utilisera les petites forces du tuberculeux qui ne peut rester au lit la journée, pour le mettre sur la chaise longue.

La chaise longue sera placée dans la chambre à coucher pour que le tuberculeux n'ait aucun trajet à effectuer.

Suivant les forces et le désir du malade, car c'est ici la volonté du malade qui est écoutée, suivant l'état général, le tuberculeux pourra faire une séance de chaise longue l'après-midi.

Ce tuberculeux pourrait faire deux séances par jour, le matin et l'après-midi. Mais ordinairement la séance de l'après-midi suffit à son désir de changement et de distractions. Cette séance utilise toutes les forces disponibles du malade.

La journée sera ainsi réglée :

Le matin, à 7 heures, prendre la température buccale.
Déjeuner.
Toilette.
Garde-robe.
Lit.
A midi, déjeuner au lit.
A 1 heure, lever.
De 1 heure à 4 heures, repos sur la chaise longue.
A 3 heures, prendre la température buccale.
A 4 heures, goûter.
De 4 heures à 6 heures, coucher au lit.
A 6 heures, prendre la température buccale.
A 7 heures, dîner.

Le déjeuner aura lieu plus volontiers au lit, car c'est une fatigue que de déjeuner assis à table, et il faut que le malade conserve toutes ses forces disponibles pour les mouvements indispensables nécessités par la chaise longue.

Le déjeuner pris à table, après s'être levé, serait une fatigue inutile.

Mais si le malade est assez fort et vigoureux,

il pourra se lever avant le déjeuner et se mettre
à la chaise longue après le déjeuner. Il est
bien entendu qu'il ne quitte pas la chambre.

Le lever se fera rapidement, le malade s'ha-
billera avec des vêtements amples, faciles à
mettre, de façon à ce qu'il soit prêt en quelques minutes et sans faire d'efforts. Le malade
ne restera debout que très peu de temps, le
moins longtemps possible. Le malade ne mettra pas de faux col empesé, de chemise à plas-
tron, de manchettes raides, de cravates sa-
vantes, etc. Ces détails de l'habillement sont
inutiles et le fatigueraient. De plus, pour qu'il
repose d'une façon satisfaisante sur la chaise
longue, il faut qu'il ne soit pas serré dans ses
vêtements. Il doit avoir le cou et la poitrine
libres. Il ne doit pas craindre de froisser ses
vêtements et son linge.

Si le tuberculeux est assez fort, il fera deux
séances de chaise longue :

Une première séance dans la matinée ;

Une seconde séance l'après-midi.

La journée sera ainsi réglée :

De 7 heures à 9 heures, température, petit déjeuner au lit, lever, toilette, etc.

De 9 heures à midi, chaise longue.

De midi à 1 heure, déjeuner.
De 1 heure à 4 heures, chaise longue.
A 3 heures, température.
A 4 heures, goûter.
De 4 heures à 5 heures, coucher.
A 6 heures, température.
A 7 heures, dîner.

Le goûter se fera sur la chaise longue ou au lit, suivant les forces et la volonté du malade.

CHAPITRE VI

RÉSULTATS DE LA CURE DE REPOS

Cœur. — Cerveau. — Estomac. — Intestin. — Foie. — Reins. — Muscles. — Poumons. — Organes pelviens.

La synthèse et l'analyse sont deux procédés qui doivent être employés l'un après l'autre, pour qu'un sujet soit traité complètement.

Jusqu'à présent nous avons examiné les effets du repos en nous plaçant à un point de vue synthétique, en examinant les effets du repos en général sur l'ensemble de l'organisme.

Nous allons compléter cet examen en nous plaçant au point de vue analytique, en examinant les organes ou appareils isolément, les uns après les autres, cœur, cerveau, estomac, intestin, foie, reins, muscles, poumons, organes pelviens. Mais nous dirons seulement quelques mots sur chacun de ces sujets, car chacun d'eux mériterait une étude spéciale.

Cœur. — Nous commencerons par l'organe qui nous paraît le plus important de tous, *le cœur*.

Le cœur a une vie particulière. Il relève de l'être conscient par sa contexture, par sa construction, par la nature de ses muscles. Il relève de l'être inconscient par sa manière d'agir. Les mouvements du cœur ne sont pas sous l'influence de la volonté, mais sous l'influence de réflexes.

La volonté peut, il est vrai, modifier les mouvements du cœur, mais les personnes qui peuvent à volonté ralentir ou accélérer les mouvements du cœur, sont très rares. Cette éducation, cet exercice n'ont pas été mis en pratique et n'auraient nul autre avantage que l'intérêt scientifique.

Sous l'influence d'émotions puissantes, le cœur bat plus vite.

Une émotion amoureuse se traduit par des palpitations.

Un danger menaçant et perçu donne des palpitations.

Le cœur a des palpitations, ce sont des battements désordonnés. Il y a un manque d'équilibre dans les réactions nerveuses, dans les réflexes. Ce manque d'équilibre est occasionné par l'émotion puissante qui a influé sur les centres nerveux pour en affaiblir quelques-uns. Cette faiblesse nerveuse rompt l'équilibre des centres nerveux et se traduit par les palpitations en ce qui concerne le cœur.

A l'occasion des maladies du cœur, à l'occasion des lésions qui intéressent les soupapes du cœur appelées valvules du cœur, à l'occasion des lésions valvulaires, la fatigue du cœur est plus grande, plus rapide. La fatigue des centres nerveux qui actionnent le cœur est également plus rapide, et les palpitations se produisent dans le cas de lésions valvulaires avec une grande facilité. Dès que le cœur a un travail un peu plus grand à effectuer, un travail qui dépasse sa puissance d'action, les palpitations surviennent.

Le cœur humain est de la grosseur du poing.

Il est constitué par deux pompes aspirantes

et foulantes juxtaposées. De telle sorte qu'il y a le cœur droit et le cœur gauche. Le cœur droit lance le sang au poumon pour la fonction respiratoire.

Le cœur gauche lance le sang dans tout le corps au moyen des artères, qui le distribuent dans les différentes régions de l'organisme.

En admettant que cette pompe fonctionne 70 fois par minute, elle fonctionne 4.200 fois par heure, et 100.000 fois par jour.

Le cœur bat 100.000 fois par jour.

Il n'est pas étonnant qu'il suffise d'une petite cause pour troubler ce mécanisme qui marche constamment.

Le cœur lance à chaque battement environ 100 grammes de sang (cœur droit et cœur gauche), soit 7 litres par minute, soit 420 litres par heure, soit 10.000 litres par jour, soit en poids 10.000 kilogrammes.

N'est-ce pas étonnant qu'une si petite machine fasse un travail aussi considérable !

Le sang du corps est d'environ 5 litres (le treizième du poids total).

Si l'on considère que le sang passe toutes les deux ou trois minutes par le cœur, on aura une idée de l'activité vitale due au sang, par l'intermédiaire du cœur. Activité vitale constante, échanges nutritifs constants, combustion constante, grâce au cœur et à son fonctionnement.

Aussi toute fatigue générale influe immédiatement sur le cœur, l'organe qui travaille le plus de l'organisme , et cette fatigue générale diminue la force du cœur et entrave la circulation.

La cure de repos a pour résultat de conserver au cœur toute sa force, de réserver pour l'activité du cœur toutes les forces de l'organisme.

En effet, si la puissance nerveuse centrale est dépensée pour un effort, pour marcher, pour fatiguer les muscles, c'est aux dépens du cœur, c'est aux dépens de la perfection de son fonctionnement.

Si les éléments nutritifs des muscles sont usés par la marche, par les muscles qui se fatiguent, c'est au préjudice du cœur, du muscle cardiaque, qui doit constamment avoir à sa disposition des éléments neufs pour remplacer ceux qui ont servi.

Il y a encore à considérer les troubles mécaniques, différents des troubles fonctionnels.

L'homme qui court, qui fait un effort musculaire constant contracte tous ses muscles, les muscles du ventre, les muscles des jambes, des bras, du dos, du cou. Tous ces muscles contractés entravent la circulation, la rendent plus difficile. Le cœur est obligé de se contracter avec plus de force, d'effectuer un travail plus grand, ce qui se raduit par des contractions cardiaques plus nombreuses.

De plus, l'accumulation d'acide carbonique dans le sang, acide carbonique qui est un des produits dus à la contraction musculaire, cette accumulation d'acide carbonique dans le sang est l'occasion d'un réflexe qui accélère, lui aussi, les contractions cardiaques.

Le cœur a besoin de l'intégrité complète des forces pour fonctionner.

Le cœur, en effet, doit effectuer chez le tuberculeux un travail un peu plus grand que chez l'homme sain.

Le poumon est congestionné. Il est le siège de lésions comparables à des abcès ou à des plaies, abcès en voie de formation ou abcès s'ouvrant dans les bronches, petits abcès très petits, mais très nombreux. Ce sont les granulations tuberculeuses, causes de suppuration pulmonaire, causes de plaies pulmonaires.

Or le cœur droit pousse le sang dans le poumon. Le sang trouve un obstacle dans le poumon. Cet obstacle est constitué par la lésion pulmonaire. La région malade ne permet pas la circulation normale, régulière du sang.

Si la région du poumon malade est peu étendue, l'obstacle est léger, et le cœur y supplée facilement.

Si la région du poumon malade est très étendue, si les deux poumons sont pris, l'obstacle est considérable. Le cœur droit se fatigue, il doit effectuer un travail considérable et parfois cette fatigue se traduit par un bruit de souffle à l'auscultation. L'impotence fonctionnelle, c'est-à-dire le cœur droit, ne pouvant satisfaire qu'à grand'peine au travail qu'il doit effectuer, cette impotence fonctionnelle se traduit par un bruit de souffle.

Le repos supprime chez le tuberculeux une cause de fatigue cardiaque. Puisque marcher est cause de fatigue et surmenage du cœur, ne pas marcher supprime cette cause de fatigue et de surmenage cardiaque.

Le repos assure de plus dans les régions malades une circulation plus régulière.

Si le poumon est congestionné, pendant le repos, le poumon est congestionné au minimum possible. Cette congestion minimum est en quelque sorte fonction de la guérison. Cette congestion est celle qui est nécessaire pour lutter contre le mal. C'est la congestion utile, la congestion qui guérit, la seule qu'il faille respecter. La congestion surajoutée, due à un effort ou un travail musculaire, cette congestion est nuisible et préjudiciable à la guérison.

La congestion qui existe alors est une congestion de guérison ; elle est due à un travail réactionnel de l'organisme. Ce travail a lieu en dehors de la fonction respiratoire des poumons, et par l'apport de sang venu du cœur gauche. Le poumon reçoit en effet deux sortes de sang : celui du cœur droit pour la respiration, celui du cœur gauche pour la vitalité des tissus.

Centres nerveux. — Nous n'entrerons pas dans le détail du fonctionnement des nerfs Nous l'acceptons comme connu.

Les centres nerveux subissent des impressions : impression consciente et impression inconsciente (perception, suite d'impression).

Les impressions perçues sont causes de réflexes ou de résultantes.

Les impressions conscientes comme les impressions inconscientes sont causes également de réflexes et de résultantes.

Enfin les impressions peuvent être ou physiques ou morales.

Physiques, c'est le froid, le chaud, le plaisir, la douleur.

Morales, ce sont les idées, les pensées, la lecture, les émotions, etc.

Toutes ces activités du système nerveux peuvent être l'occasion de fatigue, de surmenage.

Chez l'homme sain, normal, le surmenage de la pensée peut être l'occasion de fatigue des centres nerveux, d'épuisement nerveux.

Le surmenage de l'activité musculaire peut être l'occasion de fatigue et d'épuisement nerveux.

Le surmenage provenant de la douleur peut être l'occasion de fatigue et d'épuisement nerveux.

Le surmenage provenant du plaisir, de l'impression ou de la sensation agréable est souvent cause de fatigue nerveuse excessive et d'épuisement nerveux.

Chez le tuberculeux, cette fatigue ou cet épuisement nerveux revêtent un caractère particulier.

Le point faible est le premier pris, c'est lui qui fléchit le premier, c'est lui qui est le point de départ de tous les troubles et de tous les ennuis.

On a une expression figurée qui est excellente pour indiquer la fatigue de la sensibilité. C'est *l'épine.*

L'homme blessé par une épine vraie qui le torture constamment au même point, au pied par exemple, cet homme subit un surmenage tel que le fonctionnement nerveux en est troublé.

Mais, par analogie, on appelle *épine* tout corps étranger qui blesse nos tissus et qui, les blessant constamment, trouble le fonctionnement nerveux.

Par exemple, une dent gâtée, par la douleur persistante qu'elle occasionne, peut déterminer des troubles nerveux, jusqu'à des convulsions, perte de connaissance et contractions diverses.

Une balle restée dans les tissus peut occasionner des troubles nerveux.

Des aliments indigestes, des corps étrangers de l'intestin peuvent déterminer des troubles nerveux nombreux.

Au moral, une émotion puissante, une peur, peuvent déterminer des troubles nerveux, perte de connaissance, syncope, etc.

Une idée fixe, analogue à l'épine qui blesse constamment, une idée fixe douloureuse la perte d'une personne chère, la perte d'une fortune, etc, peuvent aussi déterminer des troubles nerveux.

Il en est de même chez le tuberculeux : l'épine qui se trouve dans le poumon, épine permanente, blessant constamment l'organisme, est cause elle aussi de troubles nerveux.

Et alors, si à cette épine vient s'en ajouter une autre, les troubles nerveux sont plus grands et se produisent plus facilement.

Si à l'épine pulmonaire viennent s'ajouter les préoccupations et les soucis de l'existence, le travail de la pensée, le surmenage du plaisir sensible, alors les troubles nerveux sont d'autant plus grands.

L'effet du repos chez le tuberculeux, en ce qui concerne les nerfs, peut s'expliquer ainsi.

L'épine pulmonaire reste calme. Les ré-flexes ne sont pas sollicités, le mécanisme nerveux n'est pas mis en mouvement, l'activité nerveuse centrale n'est pas mise en action, par suite l'épine pulmonaire reste inactive sans réflexes exagérés, comme la dent malade qui permet cependant de dormir.

Dans ce cas, le repos doit comprendre toutes les fonctions nerveuses, repos de la pensée, repos de l'imagination, repos du calcul mathématique, repos des sens, repos par suppression des émotions.

Au contraire, quand il y a travail nerveux, mise en train de l'activité nerveuse, c'est le point sensible qui est éveillé le premier et qui entre en activité le premier. Ce sont les réflexes dus à l'épine pulmonaire qui sont sollicités, et ces réflexes ont pour résultat la congestion pulmonaire, congestion nuisible, surajoutée, et comme conséquence la marche en avant de la maladie.

Résultats du repos sur la digestion. — Toutes les forces de l'organisme doivent être

réservées pour le travail de la digestion. C'est
le travail qui fabrique les cellules phagocytes, les soldats qui font la guerre au bacille
et qui meurent dans cette lutte.

Les éléments, que la digestion donne à l'organisme, peuvent être utilisés pour différents
travaux.

Si c'est le travail musculaire qui est sollicité, la marche par exemple, les éléments
fournis par la digestion seront utilisés pour
le travail musculaire.

Si c'est le travail cérébral qui est sollicité,
les éléments provenant de la digestion seront
utilisés pour le travail cérébral.

Mais chez le tuberculeux, si les éléments
disponibles du fait de la digestion sont utilisés pour un autre travail que celui de guérir, c'est au préjudice de la guérison. L'organisme ne disposera plus de tous les éléments utiles. La lutte sera moins active,
parfois elle ne sera pas suivie de succès.

Tandis que si l'organisme dispose de tous
les éléments provenant de la digestion, toutes
les chances de guérison seront en sa faveur.
C'est le repos seul qui assure ce résultat.

Le travail de la digestion occasionne toujours une certaine fatigue. Fatigue nécessaire, indispensable, utile. Les forces de l'organisme doivent être consacrées au travail nécessaire et non au travail inutile.

Le repos intellectuel est surtout à considérer. Il est parfois bien plus important que le repos musculaire.

Il y a opposition, inimitié entre le cerveau et l'estomac. Les deux ne peuvent travailler ensemble. Des deux, c'est le plus raisonnable qui doit céder, obéir. *Le cerveau doit être l'esclave de l'estomac*, et tout ira bien.

Chez l'homme sain le travail de la digestion a lieu dans les deux ou trois heures qui suivent le repas. Mais ce travail exige le repos intellectuel, surtout dans l'heure qui suit le repas. C'est la digestion stomacale qui s'opère alors.

La digestion intestinale qui a lieu après est plus lente. Elle dure environ cinq heures après le repas. Elle permet le plus souvent le travail intellectuel. Cependant, chez les dyspeptiques, ce travail se traduit par des signes de gêne, de difficulté ou des troubles fonctionnels pendant les cinq heures qui suivent le repas, et le travail intellectuel est entravé pendant toute cette période.

Si l'homme sain veut se livrer à un travail intellectuel pendant le travail de la digestion, comme la volonté est plus forte, c'est le travail cérébral qui aura lieu. Mais de ce fait, le travail de la digestion sera supprimé, arrêté ou mal effectué.

Lire en mangeant est la pratique la plus déplorable pour une digestion. Le travail cérébral est sollicité dès le début de la digestion stomacale.

Cette pratique, lire en mangeant, suffit à elle seule pour amener les mauvaises digestions et pour déterminer une dyspepsie persistante.

Chez le tuberculeux, qui a éminemment besoin d'une bonne digestion, le travail intellectuel lui sera des plus désavantageux. Lire en mangeant sera mortel au tuberculeux. Lire en mangeant empêchera le tuberculeux de guérir, car les digestions seront mauvaises, l'alimentation sera mal tolérée, ou tolérée seulement en petite quantité. Et à la suite des mauvaises digestions, le point faible, le poumon, sera atteint et périclitera.

Chez certaines personnes habituées aux travaux de la pensée, banquiers, avocats, ingénieurs, médecins, acteurs, etc., le travail de la pensée a subi un tel entraînement, qu'il s'effectue tout seul, pour ainsi dire involontairement, et même pendant le repas.

Le banquier, prenant son repas, ne peut chasser de sa pensée les opérations de bourse qui menacent sa fortune.

L'acteur, pendant son repas, ne peut repousser la scène qui le préoccupe.

De même pour les autres penseurs. A table, en mangeant, leur cerveau travaille, mis en action par suite d'une éducation antérieure.

Pour le tuberculeux, la cure de repos méthodique comprend aussi le travail cérébral. Toutes les préoccupations doivent être supprimées. L'isolement bien compris, partiel ou total, arrive à ce résultat. Le repos cérébral, la suppression du travail cérébral influent sur le travail de la digestion, pour qu'il soit régulier, bien assuré. Et les éléments nutritifs qui en résultent sont normaux, bien constitués et aptes à la lutte contre le bacille.

Le travail musculaire, une fatigue musculaire entravent la digestion.

L'animal surmené, fatigué par un long travail, cet animal ne mange pas, il se repose, et seulement quand il est reposé, il peut manger.

Sans aller jusqu'au surmenage, un travail musculaire fatigant empêche une bonne digestion. Et la cure de repos a ce résultat de favoriser la digestion.

La position allongée ou couchée est favorable au travail de la digestion. Certains dyspeptiques ne peuvent digérer que s'ils s'allongent immédiatement après le repas.

Dans la position allongée les organes de la digestion ne sont pas comprimés par la paroi abdominale.

Avec la position allongée, les organes de la digestion reposent sur le plan sous-jacent. Ils ne restent pas suspendus par leurs attaches. L'entéroptose, ou relâchement des ligaments soutenant l'intestin et l'estomac, est un état habituel accompagnant la dyspepsie. La dilatation de l'estomac, de l'intestin est un signe qui accompagne presque toutes les dyspepsies.

La position couchée ou allongée obvie à cette faiblesse des ligaments, à cette faiblesse des tuniques de l'estomac et de l'intestin. Les ligaments n'ont pas à supporter les organes digestifs, les aliments ne pèsent pas sur l'intestin.

Et les aliments nutritifs qui en résultent sont normaux, bien constitués et aptes à la lutte contre le bacille.

Résultats du repos sur le foie. — Le foie est le filtre du sang.

Le sang passe par le foie, collecté par la veine porte, laquelle est l'aboutissant du réseau veineux intestinal.

Le foie est l'alambic par lequel tous les produits nuisibles sont éliminés et neutralisés, par lequel les éléments nutritifs venus de l'intestin sont transformés en sang utilisable. Le foie est aussi une glande qui sécrète la bile servant à la digestion.

Les poisons vont au foie, qui les neutralise quand il peut.

Chez le tuberculeux, l'empoisonnement du sang existe, constitué par les produits bacillaires.

C'est le foie qui collecte ces poisons et fait ce qu'il peut pour les neutraliser. Il n'y arrive pas toujours.

Mais le repos assure au foie les meilleures

conditions pour qu'il puisse effectuer son travail, sa fonction.

En effet, le travail intellectuel, le travail sensuel, et en général tout travail détermine des produits de déchet, qui vont au foie et qui surchargent le foie en lui donnant plus de travail.

Chez le tuberculeux le foie est toujours surmené par tous les travaux qu'il doit assurer, digestion, épuration du sang, neutralisation des poisons, et si le foie devient à son tour un point faible, il se plaint, il est douloureux, il devient le siège d'inflammation.

Le repos seul est ce qui lui permettra d'assurer sa fonction.

Résultats du repos sur les reins et sur la sécrétion urinaire. — Les urines jouent un rôle important dans l'économie. Elles traduisent la nature des échanges nutritifs, le degré d'oxydation.

Si la nutrition est incomplète, si les transformations successives des éléments n'arrivent pas à l'élément final, il y a nutrition retardante, incomplète.

Par exemple, l'urée est un corps qui est

la dernière transformation de certains déchets. L'avant-dernière transformation est l'acide urique. Si donc la dernière transformation n'a pas lieu, l'urine contient de l'acide urique en excès, au lieu d'urée, d'où est constituée la diathèse urique. Diathèse résultant d'une nutrition retardante.

La diathèse rhumatismale est due également à une nutrition retardante, résultant de l'impuissance de l'organisme à élaborer certains sels, carbonates, phosphates.

La diathèse diabétique est due aussi à une nutrition retardante due à l'impuissance de l'organisme à brûler le sucre, à oxyder le sucre, à le transformer comme l'exige la nutrition normale.

La diathèse albuminurique est due à une nutrition retardante par impuissance de l'organisme à assimiler et à utiliser toute l'albumine. Cette albumine s'échappe par les reins.

La sécrétion urinaire par le repos sera rendue plus normale, la nutrition étant mieux assurée.

De plus, les reins éliminent les poisons.

Les reins sont chargés d'éliminer le poison

tuberculeux. Cette fonction s'effectuera d'une façon plus régulière par le repos.

Résultats de la cure de repos sur les poumons. — Les lésions pulmonaires sont comparables à des plaies. Elles passent par les mêmes vicissitudes que les plaies situées à la surface du corps.

Si l'on frotte une plaie située sur le dos de la main, par exemple, cette plaie s'envenimera, s'enflammera, ne guérira pas ; au contraire, elle grandira, augmentera, elle aura mauvais aspect, elle sera une plaie de mauvaise nature.

De même pour la plaie située à l'intérieur du poumon. Si cette plaie pulmonaire est frottée, froissée, intéressée, ce qui arrive par les mouvements de respiration, inspiration, expiration, cette plaie, comme toute plaie, s'envenimera, s'enflammera, ne guérira pas. Au contraire, elle s'étendra, augmentera de dimensions et sera une plaie de mauvaise nature.

Aussi les mouvements trop développés de la respiration sont préjudiciables à la plaie tuberculeuse du poumon.

Toutes les causes de respiration amplifiée nuisent à cette plaie. Ce sont : rire, causer, chanter, et indirectement courir, monter des escaliers, exercices qui provoquent des mouvements précipités de la respiration.

Dans un but inverse, on a proposé une cuirasse de plâtre ou de silicate devant immobiliser le poumon. Moyen théorique seulement.

Mais on a remarqué qu'une pleurésie intercurrente moyenne, avec point de côté violent, sans épanchement trop sérieux, cette pleurésie active la guérison des lésions pulmonaires, car elle immobilise le thorax et par suite le poumon.

A cause de la douleur du point de côté, le malade immobilise son poumon et son thorax. Cette immobilisation amène des changements très notables et avantageux pendant le mois ou les deux mois que dure la pleurésie.

Résultats de la cure de repos sur les organes pelviens. — Les organes pelviens et le sommet des poumons sont les deux points faibles de l'organisme. Ce sont les points où la vitalité reste en retard, où la circulation est plus lente. Aussi, quand l'organisme est en puissance de germes pathogènes, ils se localisent volontiers dans ces deux endroits.

Ces deux endroits, soumis à des causes semblables, bénéficient ensemble du repos. Le repos est le traitement par excellence des affections pelviennes.

CONCLUSIONS. — La cure de repos est le procédé qui favorise la divine nature dans le travail de guérison.

L'hérédité nous a transmis des forces, des puissances, des facultés, des aptitudes, la force de résister aux ennemis gros ou petits par des armes diverses ; la puissance de tuer nos ennemis, ou de nous en débarrasser par plusieurs procédés, en les murant ou en les éliminant ; la faculté de renouveler constamment nos forces, nos provisions de guerre, pour soutenir constamment une lutte énergique et en sortir vainqueur.

La cure de repos favorise la nature. Elle favorise les aptitudes naturelles. Au lieu de les combattre, elle leur permet une libre action de façon qu'elles puissent donner le maximum de puissance.

Et ce qui fait la supériorité de la cure de repos, c'est que *la cure de repos est le traitement naturel par excellence.*

CHAPITRE VII

CONCLUSIONS

La cure de repos est le procédé qui favorise la *Divine Nature* dans le travail de guérison.

L'hérédité nous a transmis des forces, des puissances, des facultés.

La force de résister aux ennemis nombreux et variés qui nous environnent. Nous luttons avec des armes et des procédés divers.

La puissance de tuer nos ennemis, ou de nous en débarrasser par plusieurs moyens. Nous pouvons les envelopper d'un mur. Nous pouvons les éliminer.

La faculté de renouveler constamment nos forces, nos armes, nos provisions de guerre, pour soutenir sans interruption une lutte énergique et pour en sortir vainqueurs.

La cure de repos favorise la nature. Elle favorise les aptitudes naturelles à la lutte. Elle développe en nous le maximum de puissance possible pour cette lutte.

Et ce qui fait la supériorité de la Cure de repos, c'est qu'elle est le *Traitement naturel* par excellence.

Le traitement hygiénique de la tuberculose se compose de trois parties fondamentales :

La cure d'air ;

La cure de repos ;

La cure d'alimentation.

Ces trois parties sont également indispensables pour obtenir la guérison de la tuberculose. Et il serait illusoire de vouloir guérir un tuberculeux par un seul de ces procédés :

La cure par le froid.

La cure par le froid s'ajoute aux précédentes pour aguerrir le tuberculeux, pour le rendre robuste et résistant aux intempéries, pour favoriser l'alimentation et la nutrition, pour donner la force et la puissance au malade.

Le tube est le procédé le plus pratique.

Enfin il est deux aliments médicaments que le tuberculeux doit utiliser sous peine de voir sa guérison indéfiniment retardée ou au moins chancelante et incertaine. Ce sont :

L'huile de foie de morue ;
Le tannin.

L'huile de foie de morue et le tannin préservent le tuberculeux de la mort.

Le tuberculeux qui prend de l'huile de foie de morue et du tannin ne mourra pas.

Le tuberculeux qui sait user de l'huile de foie de morue et du tannin n'aura jamais de rechute sérieuse, il mourra de vieillesse. Il est maître de sa maladie, il est maître de son existence.

L'huile de foie de morue.

L'huile de foie de morue présente bien des petits inconvénients, mais on doit les surmonter.

Il faut d'abord de l'huile de foie de morue de bonne qualité.

Puis il faut savoir que pour digérer l'huile de foie de morue, l'organisme a besoin d'un entraînement qui dure environ trois ans.

La première année on digère une à deux cuillerées d'huile.

La seconde année, on digère deux à quatre cuillerées d'huile.

Et la troisième année on digère de trois à six cuillerées d'huile ou même davantage.

La vie est sauve et la vie conservée vaut la peine que l'on fasse l'effort, et qu'on surmonte la répulsion instinctive de l'huile de foie de morue.

Prendre l'huile de foie de morue ou mourir. Il faut choisir.

Le tannin.

Le tannin est le pain quotidien du tuberculeux.

Il faut que tout tuberculeux connaisse l'usage du tannin.

Il faut que tout tuberculeux soit entraîné à prendre du tannin.

Il faut que l'estomac du tuberculeux vive en bonne intelligence avec le tannin, ce qui est toujours possible.

Le tuberculeux qui prend du tannin est maître de sa maladie ; il en fait ce qu'il veut, il la comprime, il l'étouffe, il la fait disparaître.

Le tannin a cet avantage sur l'huile de foie de morue, c'est qu'on peut prendre du tannin douze mois de l'année, et pendant dix ans s'il est nécessaire.

Tandis que l'huile de foie de morue n'est pas aussi maniable. Quand l'organisme est saturé d'huile de foie de morue, il faut diminuer ou même cesser l'usage de cette huile. Pendant les fortes chaleurs, il faut encore cesser l'usage de l'huile, tandis que le tannin peut se prendre à tous moments.

Il y a ce fait de particulier, c'est que l'huile de foie de morue et le tannin sont des aliments médicamentés complémentaires. Ils se font valoir l'un l'autre. Ils forment une association nécessaire. Quand le tannin a resserré par trop les canaux hépatiques et a provoqué quelque douleur de cette région, l'huile de foie de morue vient contre-balancer cet effet exagéré et fait disparaître toute trace de douleur.

Il faut du tannin de bonne qualité. Du tannin chimiquement pur, préparé à l'alcool, et en poudre ; en flacon de 100 grammes sous cachet de Merck.

On prend de cette poudre, de ce tannin l'extrémité d'un couteau rond et on fait dissoudre dans un verre d'eau.

On boit cette solution de tannin après chaque repas, midi et soir.

Il ne faut jamais prendre le tannin à jeun.
et avant le repas. Il faut toujours prendre le
tannin après un repas.

Le tannin a besoin d'un certain entraînement pour que le corps s'y habitue, mais on
arrive toujours à le supporter.

Les premiers temps on prend un demi-
gramme à 1 gramme de tannin par jour.

Au bout d'un an ou de deux ans d'entraînement, on arrive à prendre 2 et 3 grammes de
tannin par jour. Alors le tuberculeux est à
l'abri de la mort.

En résumé, le tuberculeux guérit par les
moyens suivants :

La cure d'air ;
La cure de repos ;
La cure d'alimentation ;
La cure par le froid ;
L'huile de foie de morue ;
Le tannin.

TABLE DES MATIÈRES

OUVRAGES DU Dr COSTE DE LAGRAVE

*Le docteur Coste de Lagrave, persuadé que l'éduca-
tion du tuberculeux est le meilleur procédé pour combattre l'épidémie tuberculeuse, a fait paraître, dans ce
but, une série de publications dont le titre seul indique
le sujet traité.*

*Les médecins, eux aussi, retireront le plus grand bé-
néfice de cette lecture.*

Guérison de la Tuberculose, 1901. Prix. . .   6 fr.
La journée du Tuberculeux, 1903. Prix. . .   1 fr.
Le Thermomètre en Tuberculose, 1903. Prix .   1 fr.
Exercices de respiration, 1903. Prix . . . .   1 fr.
Sanatorium-Ecole. Premiers préceptes aux Tu-
    berculeux, 1904. Prix . . . .   1 fr.
Le Sanatorium-Ecole, 1904. Prix . . . . .   1 fr.
Pourquoi les tuberculeux meurent-ils? A la ville,
    à la campagne, au Sanatorium? 1904. Prix.   1 fr.
Sanatorium-Ecole. La cure de repos pour le
    Tuberculeux, 1905. Prix . . . .   2 fr.

POUR PARAITRE PROCHAINEMENT :

La cure d'alimentation pour le Tuberculeux.
La cure d'air pour le Tuberculeux.
La cure par le froid pour le Tuberculeux.
Les médecins de Sanatorium.
Comment prendre l'Huile de foie de morue et le tannin.

Chez A. MALOINE, Éditeur
25-27, RUE DE L'ÉCOLE-DE-MÉDECINE, 25-27
PARIS